Titres déjà parus dans la collection
« MÉDICALE ET PARAMÉDICALE »

Académie de médecine traditionnelle chinoise (Pékin) : **Précis d'acupuncture chinoise.**
Docteur Jacques Amoyel : **Acupuncture : le défi par l'aiguille.**
Marcel Bernadet : **La Phyto-aromathérapie pratique.**
Docteur Claude Binet : **L'Homéopathie pratique.**
Docteur Claude Binet : **Thérapeutique homéopathique.**
Docteur Claude Binet : **Lexique médical homéopathique.**
Docteur Claude Binet : **Vitamines et vitaminothérapie.**
Docteur Claude Binet : **Oligo-éléments et oligothérapie.**
Docteurs Paul Chavanon et R. Levannier : **Mémento homéopathique d'urgence.**
Gilbert Jausas : **Traité pratique d'iridologie médicale.**
Professeur Robert Tocquet : **Manuel de thérapeutique naturelle.**

vitamines et vitaminothérapie

collection "médicale et paramédicale"

DU MÊME AUTEUR

(chez le même éditeur)

Dans la collection « Médicale et paramédicale » :

L'Homéopathie pratique.
Ce « guide homéopathique » donne l'explication claire et précise des médicaments homéopathiques, leurs indications, leur mode d'emploi et la façon dont ils agissent.

Thérapeutique Homéopathique.
Recueil de traitements homéopathiques appropriés pour chaque affection. Une ordonnance type pour chaque maladie à adapter à chaque cas particulier.

Lexique médical homéopathique. Les aggravations et les améliorations.
Comment adapter exactement la prescription homéopathique au cas spécifique du malade, suivant ses symptômes et sensations.

Vitamines et vitaminothérapie.
Étude de chaque vitamine (sources, bienfaits, carences, hypervitaminoses...) et indications thérapeutiques pour chaque affection.

Oligo-éléments et oligothérapie.
Matière médicale, propriétés et indications thérapeutiques. Argile et compléments alimentaires diététiques.

Dans la collection « Santé naturelle » :

Traitements de 130 affections courantes.
Homéopathie, oligothérapie, vitaminothérapie, gemmothérapie, organothérapie, compléments endocriniens, nébulisats végétaux.

Docteur Claude BINET

vitamines et vitaminothérapie

Etude de chaque vitamine
(sources, bienfaits, carences, hypervitaminoses)
et indications thérapeutiques pour chaque
affection

22e mille

Editions DANGLES
18, rue Lavoisier
45800 ST JEAN DE BRAYE

L'AUTEUR :

Né en 1911 à Besançon, fils de médecin et petit-fils de paysans franc-comtois, le docteur Claude BINET a toujours conservé l'amour du terroir et un grand intérêt pour la vie à la campagne et les choses de la nature.

Il fit ses études de médecine à Paris, études interrompues par deux années de sanatorium, en 1933, dues à une caverne pulmonaire contractée dans des services de tuberculeux. Il refusa catégoriquement la lobectomie (excision du poumon) et s'en est guéri seul, après un séjour à Lourdes.

Interne à l'hôpital Saint Michel, puis à l'hôpital Saint Joseph de Paris, ses deux premiers maîtres ont néanmoins été son père, pour l'**allopathie,** puis son beau-père (le docteur Borianne) pour l'**homéopathie,** ces deux branches de la médecine qui se complètent si harmonieusement.

Père de 6 enfants, ancien grand sportif, il continue aujourd'hui (à l'âge de 70 ans) ses consultations quotidiennes, ne boit pas, ne fume pas, ne veille pas, dort la fenêtre ouverte été comme hiver, et jardine le dimanche.

En 1967, il écrit son premier livre : *L'homéopathie pratique,* devenu un véritable best-seller dans ce domaine et qui est aujourd'hui considéré comme un livre de référence. En 1977, il achève sa *Thérapeutique homéopathique,* autre succès, puis, en 1980, son *Lexique médical homéopathique.*

Dans un large souci de synthèse et d'ouverture d'esprit, il étudie également l'aspect thérapeutique des **vitamines** et des **oligo-éléments,** thèmes de ses deux derniers livres parus en 1981.

ISSN : 0244-3023

ISBN : 2-7033-0223-1

Introduction

Cet ouvrage est un travail de compulsion et de synthèse dans lequel on a essayé de résumer et de faire accorder les idées — souvent divergentes — de nombreux auteurs sur des produits de connaissance toute récente, et sur lesquels il reste encore beaucoup à découvrir.

C'est dire la masse de livres, communications, documents, revues que l'on a dû étudier, traduire, analyser et comparer avant d'en tirer des conclusions résumées, ou d'en citer certains passages particulièrement remarqués et remarquables.

Par ailleurs, on ne peut s'empêcher de constater une certaine analogie entre ces remèdes vitaminiques unanimement appréciés, utilisés et prescrits le plus souvent à des doses infinitésimales, et les médicaments homéopathiques (eux aussi prescrits à doses infimes) ainsi, également, que la plupart des oligo-éléments.

Après la découverte au siècle dernier des infiniment petits — les microbes — dont nul ne soupçonnait auparavant l'existence, nous en sommes actuellement à l'ère de l'atome. De plus en plus, on en vient à l'infinitésimal dont nul ne peut plus nier actuellement la puissance et l'efficacité.

Ainsi, la **vitaminothérapie,** seule ou associée à d'autres traitements, aide dans bien des cas à prévenir, à traiter et à guérir nombre d'infections, et cela sans danger puisque, avant tout, elle est pratiquement inoffensive mis à part quelques cas aujourd'hui bien connus d'hypervitaminose (d'ailleurs extrêmement rares par voie buccale).

Ce petit guide pratique aidera à mieux connaître et à mieux apprécier ces « amies » qui nous protègent et nous soutiennent tout au long de notre existence, et contribuera peut-être également à l'utilisation rationnelle — et si besoin thérapeutique — des vitamines.

Les vitamines

1. Définition

Il est pratiquement impossible de donner une définition du mot *vitamine.* Ce terme a été inventé par Funck, en 1910, après qu'il eut isolé de l'enveloppe du riz une substance cristalline qui prévient et guérit le béribéri (affection que l'on ignorait alors être due à une *avitaminose B*).

Il donna à cette substance le nom d'*amine vitale* indispensable à la vie, d'où est venu tout naturellement le terme **vitamine** dont le nom a ensuite été étendu à l'ensemble des substances indispensables aux fonctions vitales dont l'organisme ne peut faire la synthèse, et qu'il doit donc recevoir de l'alimentation.

Les vitamines sont donc des substances indispensables au bon fonctionnement de l'organisme, des principes vitaux (contenus à des doses souvent infinitésimales dans les végétaux et les animaux) qui agissent en quelque sorte comme des catalyseurs indispensables pour déclencher les phénomènes nécessaires à la vie et à la reproduction de l'espèce : assimilation, croissance, développement, entretien de la fonction vitale, etc.

Leur privation — ou leur absence — provoque des troubles et des lésions caractéristiques et variables suivant chaque **avitaminose.**

L'exemple le plus frappant est le scorbut, connu dès la plus haute antiquité, puisque Pline en parle de manière précise en relatant la campagne de Germanicus contre les Frisons, ainsi que Joinville dans son histoire de la septième Croisade, sans compter les grands navigateurs : Vasco de Gama, Magellam, Jacques Cartier...

Les traitements préconisés étaient aussi variables et aussi anciens que les descriptions, sans que jamais personne n'ait fait la liaison entre eux. Pline parle d'une *Herba Britannica* (sans doute une sorte d'oseille). Le même remède, additionné de gentiane, est recommandé dans un traité médical islandais du XVe siècle. Jacques Cartier rapporte que certains de ses hommes atteints du scorbut furent guéris par une infusion d'aiguilles de pin tirée de la pharmacopée indienne. D'autres vantent les propriétés curatives de l'angélique...

Mais il aura fallu attendre le XVIe siècle pour que l'on commence à soupçonner les vertus spécifiques des fruits du genre *citrus* pour cette sorte d'affection qui décimait les équipages des vaisseaux au long court de l'ancienne navigation à voile qui, pendant des mois et des mois, ne consommaient que des conserves, farineux et salaisons, à l'exclusion de tous fruits et légumes verts et viandes fraîches.

Et il a fallu attendre les expériences contemporaines du docteur Alain Bombard — il y a tout juste quelques années — pour s'apercevoir que la survie des naufragés perdus en mer était possible, en tirant leur subsistance de la mer elle-même, source de vitamines (plancton).

Nous restons confondus et stupéfaits à la pensée que les anciens navigateurs à voile n'aient pas eu l'idée de pêcher et de consommer du poisson frais ! Que l'on se souvienne de l'huile de foie de morue de notre enfance, et de sa richesse en vitamines A et D par exemple. Et le poisson frais en contient encore bien d'autres, même s'il faut relater en passant que la consommation exclusive de poisson frais cru, par un enzyme appelé thiaminase, détruit la vitamine B_1 (ladite thiaminase étant elle-même détruite par la cuisson).

Toujours est-il que l'avitaminose C des scorbutiques, si elle se prolongeait, engendrait rapidement un état de mal considérable et aboutissait fatalement à la mort. Alors que la reprise d'une alimentation normale, avec viandes **et surtout légumes et fruits frais,** améliorait rapidement les scorbutiques pas trop touchés et les guérissait complètement.

Cette affection est le type même de l'avitaminose C, tout comme le béribéri est celui de l'avitaminose B, le rachitisme celui de l'avitaminose D... pour ne parler que des principales.

On s'est aperçu, par la suite, qu'en soumettant des animaux à des régimes alimentaires carencés — c'est-à-dire privés d'une vitamine bien déterminée — on obtenait une maladie appelée ultérieurement *avitaminose*. Cette avitaminose était bien spécifique, c'est-à-dire caractérisée par des troubles et des symptômes pathologiques qui ne se produisent et persistent qu'en l'absence d'une vitamine bien déterminée ; elles ne guérissent d'ailleurs que par l'apport à nouveau de cette vitamine.

On a ainsi pu déterminer un certain nombre de vitamines, désignées par des lettres : A, B, C, D, E, etc. Et, dans un même groupe, on a pu distinguer des sortes de sous-vitamines que l'on a désignées, cette fois, par des chiffres accolés aux lettres, telle que la vitamine B qui se décompose en une quinzaine de sous-groupes : B_1, B_2, B_3, B_4, B_5, B_6, etc., qui toutes, ont leurs particularités et un rôle bien déterminé à jouer.

Tant et si bien que, si l'on essayait de définir les vitamines, on pourrait — faute de mieux — dire que ce sont des substances (ou mieux : des principes vitaux) indispensables à la vie (assimilation, développement, entretien, fonctionnement, reproduction...), et qui permettent à l'organisme de transformer les aliments qu'il reçoit (et qui les contiennent) en doses infinitésimales qu'il adapte à chacun de nos besoins organiques. Leur absence, même partielle, se traduit par l'apparition de maladies dites *de carence* — ou avitaminoses — déterminant des troubles et des lésions caractéristiques, et qui ne peuvent être guéris que par l'apport de la vitamine (ou des vitamines) qui fait défaut.

Ou, si l'on préfère, comme l'écrit le docteur Pommier, la définition d'un humoriste : « Il n'y a pas de définition des vitamines ; la seule que l'on puisse donner est la suivante : les autres substances vous font du mal quand on en prend trop, alors que la ou les vitamine(s) vous rendent malade quand on n'en absorbe pas. »

N.B. : avant d'aborder l'étude des origines et des sources des vitamines, il semble opportun de rappeler que la *levure de bière* contient pratiquement toutes les vitamines, ainsi d'ailleurs que le hachis parmentier, tout comme les algues de mer contiennent à peu près tous les oligo-éléments.

2. Origine

On pense que les vitamines sont élaborées primitivement par certaines bactéries du sol. Les plantes assimilent ces vitamines. Les herbivores (dont les hommes) les consomment en absorbant les plantes, les fruits et les légumes, et les carnivores (dont les hommes également) les absorbent en se nourrissant d'animaux.

Une fois absorbées, les vitamines sont utilisées (ou emmagasinées et mises en réserve) par des organes différents et bien définis : glandes, foie, cœur, reins, os, muscles, etc.

Chimiquement, les vitamines peuvent appartenir à des corps très différents les uns des autres. Actuellement, on a pu identifier et reproduire par synthèse les principales d'entre elles, ce qui a facilité les expériences thérapeutiques.

Par beaucoup de points de vue, les vitamines se rapprochent des hormones sécrétées par les glandes endocrines. Comme elles, elles agissent en quantités infinitésimales, et leurs effets peuvent être voisins ou identiques ; par exemple : la vitamine B et l'insuline, la vitamine D et la parathyroïde.

En 1967, les travaux de Luca, en montrant le rôle joué par certains métabolismes actifs, permirent d'assimiler la vitamine D à une véritable hormone contrôlant le métabolisme du calcium.

Inversement, certaines vitamines s'opposent aux effets de la sécrétion des glandes endocrines, et il existe des enzymes et des aliments qui sont de véritables anti-vitamines, tels par exemple la thiaminase contenue dans le poisson cru (mais détruite par la cuisson) qui est une anti-vitamine B_1, le blanc d'œuf, l'alcool, le maïs nature, etc.

De leur côté, certains médicaments peuvent posséder des propriétés anti-vitaminiques, tels l'acide salicylique et ses dérivés (salicylates, aspirine) vis-à-vis de B_5, les pyramidon, antibiotiques et sulfamides, A.C.T.H., huile de ricin... et surtout la cortisone employée dans toutes les hypervitaminoses. Sans omettre l'action anti-vitamine K des dérivés dicoumariniques, employés pour diminuer le taux de prothrombine, fluidifier le sang, le rendre moins épais et moins coagulable, dans les phlébites notamment. A noter qu'en homéopathie il n'y a pas de médicament anti-vitaminique.

Par ailleurs, certains auteurs prétendent que certaines avitaminoses pourraient être traitées et guéries par des hormones.

Dans tous les cas, l'action des vitamines est spécifique : c'est une vitamine bien déterminée — et pas une autre — qui guérit tel symptôme pathologique. Par exemple, la vitamine C guérit le scorbut, la B le béribéri, la D le rachitisme, et la B_3 la pellagre.

Il faut aussi savoir que certaines glandes à sécrétions internes sont riches en vitamines, tels la cortico-surrénale en vitamines A et C, et le foie qui les contient presque toutes. Les globules blancs contiennent beaucoup de vitamine C. Mais tous les stocks diminuent sensiblement en cas d'agression microbienne, virale ou de stress, ce qui explique l'effet bénéfique de la vitaminothérapie dans de telles circonstances.

En général, ce sont des conditions alimentaires défectueuses qui créent des avitaminoses que l'on appelle maladies de carence. Elles sont dues à la sous-alimentation et surviennent en pays pauvres ou pendant les guerres (malnutrition, rationnement...). Qui ne se souvient des camps de déportés de la guerre 1939-1945, et des hécatombes et épidémies que les carences alimentaires ont provoquées ! Un corps mal nourri se défend mal contre l'infection, d'où qu'elle vienne. On appelait ces sortes de camps les camps d'extermination !

Néanmoins, en temps normal, il est plutôt rare d'observer chez l'homme les avitaminoses que l'on provoque sur les animaux de laboratoire. La carence humaine est le plus souvent partielle, et ne porte que sur une ou plusieurs avitaminoses.

Dans d'autres cas, les vitamines sont fournies en quantités suffisantes par l'alimentation, mais il y a carence par mauvaise utilisation à la suite de lésions digestives. C'est le cas chez certains coloniaux ou opérés. L'avitaminose n'est plus alors primitive, mais secondaire à une infection ou à une intoxication (alcoolisme).

La nécessité de la présence des vitamines dans l'alimentation fait donc proscrire les régimes purement artificiels. Elle montre clairement la différence entre deux rations équivalentes représentant une même valeur énergétique brute : l'une naturelle (donc pourvue de vitamines), l'autre artificielle et chimiquement pure (mais sans vitamines).

De même, l'expérimentation a conduit à rejeter l'alimentation exclusive par des substances stérilisées, la plupart des vitamines étant détruites par la chaleur de la stérilisation. C'est pourquoi, actuellement, on pasteurise le lait de consommation au lieu de le faire bouillir car, répétons-le, l'ébullition chère à nos grand-mères détruit les vitamines du lait frais (sauf la vitamine E, thermostable, mais détruite par la lumière). D'où la nécessité de donner de bonne heure aux bébés que leurs mères ne nourrissent pas au sein des jus de fruits frais (oranges ou raisins par exemple), ou du lait frais pasteurisé et non bouilli.

Avant d'aller plus loin, il faut savoir qu'il existe, inversement, des troubles d'**hypervitaminose.** Ils sont rares. On les voit surtout dans les laboratoires ou dans des traitements mal conduits où de trop fortes doses de vitaminothérapie ont été prescrites (le plus souvent par piqûres de vitamine A, B ou D). Nous en reparlerons plus loin en étudiant chaque vitamine.

L'homme ayant une alimentation mixte (animale et végétale, comme sa dentition le lui permet et l'y prédispose), les vitamines du règne animal se rechercheront plutôt en hiver, lorsqu'il y a carence saisonnière des légumes verts et des fruits. Mais la rapidité des transports permet, néanmoins, d'avoir tout au long de l'année des fruits frais à notre disposition (oranges par exemple).

La thérapeutique vitaminée est une véritable médecine homéopathique, en raison des doses infinitésimales et pratiquement impondérables qu'elle emploie. Elles sont en effet de l'ordre du millionième — voire même du dix-millionième — du poids de la ration alimentaire quotidienne.

C'est pourquoi les homéopathes se préoccupent plus que les autres du régime vitaminé. Ils le considèrent en effet, non seulement comme une action de soutien de leurs traitements, mais également comme une thérapeutique préventive dans certaines affections auxquelles leurs malades semblent prédisposés.

Il est rare que leurs ordonnances ne comportent pas verbalement le conseil d'absorber des jus de fruits frais pressés pour les tout jeunes enfants, des fruits bien mûrs et doux pour les enfants, et des crudités (hors-d'œuvre végétaux crus, salades, légumes et fruits crus) pour les adultes.

Et, bien longtemps avant les découvertes récentes et progressives des diverses vitamines (on en découvre encore de nouvelles actuellement), les homéopathes prescrivaient déjà — par empirisme et intuition — des vitamines contenues dans leurs médicaments les plus courants, telles que : la vitamine B comme stimulant du système nerveux dans *Avena sativa* (l'avoine), des vitamines D et E pour les aménorrhées sous forme de *Céréales germées* ou *Tonique végétal* (apéritif, reminéralisant et carminatif), ou de la vitamine C sous forme de *Ribes nigrum* (le cassis) pour diverses allergies (rhumatismes, rhinites, bronchites, éruptions...) sans se douter ici que l'action de ce médicament s'exerce au niveau de la cortico-surrénale dont il stimule la sécrétion d'hormones anti-inflammatoires qui augmentent la résistance au froid (donc aux infections hivernales, grippe par exemple), et réduit la vitesse de sédimentation trop élevée.

Les exemples abondent de ces thérapeutiques empiriques anciennes dont on reconnaît aujourd'hui le bien-fondé grâce à nos découvertes, expérimentations et investigations scientifiques modernes.

Ainsi, par exemple, dès l'Antiquité on a traité avec succès des malades atteints d'héméralopie en leur faisant absorber du foie, sans avoir la moindre idée de l'existence de substances vitaminiques ; ici, en l'occurrence, du rétinol contenu dans la vitamine A, elle-même en abondance dans le foie d'agneau et de veau ainsi que de certains poissons (flétan et morue).

C'est ainsi, comme l'écrit si bien le docteur Pommier, que *« la science moderne confirme l'empirisme intelligent des Anciens »*.

PREMIERE PARTIE

étude des vitamines

LA VITAMINE A

C'est la vitamine de la croissance et de la vue. De plus, elle augmente la résistance aux infections et favorise la cicatrisation des plaies, en particulier celles des yeux.

1. Définition

Vitamine liposoluble, hydrosoluble, anti-xérophtalmique, très oxydable, résistant assez bien à la chaleur et au froid. Elle se présente sous deux formes :

a) Végétale

Le **carotène,** ou provitamine A. C'est un hydrocarbure qui, comme son nom l'indique, se trouve en abondance dans la carotte. Au niveau du foie, il s'oxygène et se transforme en vitamine A.

En contiennent aussi : persil, chou-fleur, pissenlit, épinard, laitue, piment, petits pois, tomate, courge...

b) Animale

Le **rétinol,** qui se trouve directement — et en abondance — dans l'huile de foie de morue et de flétan, les foies d'agneau et de veau, le jaune d'œuf, le beurre d'été, les fromages, les ovaires, le sérum, la moelle, le corps jaune, la corticale des surrénales, les testicules, etc.

2. Origine

Le docteur Pommier donne une liste très détaillée des sources de la vitamine A ; nous en extrayons :

Abricot, ail, amande, anguille, arachide, arbousier, artichaut, asperge, aubergine, avocat, avoine (flocons), banane, bette, betterave, beurre, blé et blé germé, bœuf, brocoli, brugnon, carde, **carotte,** caroube, céleri (branches), cerise, cervelles, champignon, châtaigne, chicorée, chou, chou de Bruxelles, chou-fleur, chou-rave, citron, citrouille, cœur (bœuf), courge, courgette, crème fraîche, cresson, datte, endive, épinard, figue, fève, fenouil, **foie,** fraise, framboise, fromages blancs et à pâte molle et à pâte cuite, gombo, gorgonzola, goyave, groseille, haricot, huile de foie de morue, de flétan, d'esturgeon, de thon, toutes les huiles végétales vierges, huître, igname, lait cru et caillé frais, laitue, lard, lentille, luzerne, mâche, maïs, mandarine, mangue, melon, millet, mouton, mûre, myrtille, noisette, noix, œuf, oignon, olive, orange, orge, ortie, oseille, pain complet, pamplemousse, parmesan, papaye, pastèque, patate douce, pêche, persil, petit-suisse, piment, pissenlit, poire, pois, tous poissons, poivron, pomme, pomme de terre, potiron, prune, pruneau, radis, raisin, rognon, romaine, roquefort, rutabaga, saindoux, sardine à l'huile, scarole, soja, tétragone, thon, tomate, tournesol, veau, volailles...

3. Propriétés

Avant tout, la **vitamine A assure la croissance.** Elle est donc indispensable dans le jeune âge. Avec la vitamine D, elle intervient dans la morphogenèse du squelette ; on les associe souvent.

De plus, elle maintient et augmente la **résistance aux infections,** en particulier celles des yeux ; elle aide, entre autres, à la cicatrisation des ulcères de la cornée en évitant autant que possible les opacités résiduelles appelées taies.

De ce fait, elle contribue à maintenir la transparence du segment antérieur de l'œil, ou à la faire recouvrer après des suppurations oculaires qui sont souvent longues et difficiles à guérir, et qui risquent de laisser ensuite des opacités cicatricielles résiduelles très difficiles à faire fondre.

C'est véritablement **la vitamine de l'œil.**

La vitamine A tient donc sous sa dépendance :

— La **croissance** et surtout la **formation du squelette** (avec la vit. D avec laquelle on l'associe souvent : Auxergyl, Uvestérol...).

— La **cicatrisation des plaies.** Elle joue un rôle très important dans la formation des tissus (en particulier les épithéliums) et elle aide à les reconstituer avec les vit. B_2, B_5, C et D. La vitamine A est donc à prescrire dans les plaies et blessures, d'autant qu'elle a en plus, une **fonction anti-infectieuse** en association avec la vitamine C.

— Par son rétinol, elle a un rôle de premier plan dans la fonction visuelle où elle assure la transparence — donc l'intégrité — de tout le segment antérieur de l'œil et l'accommodation à la lumière.

— Avec la vitamine E, elle intervient dans la **fonction génitale.** On associe alors ces deux vitamines : A et E. D'ailleurs, avec d'autres vitamines, elle joue un certain rôle dans le fonctionnement de toutes les glandes endocrines.

N. B. : Uvestérol associe les vitamines A, C, D et E. Il faut le conserver à l'abri de la lumière qui le détériore ; Alvityl est moins fragile, ainsi que les hydrosols polyvitaminés...

4. L'avitaminose A

a) Au laboratoire

Si on provoque une carence expérimentale de cette vitamine, on constate une bouffissure des paupières et de la xérophtalmie, c'est-à-dire de la sécheresse et de l'opacification de la cornée (qui ne tarde pas à s'ulcérer). Par ailleurs, il y a kératinisation des diverses cellules épithéliales des tissus : la peau devient sèche, la muqueuse du vagin se kératinise, et l'on note des altérations des muqueuses digestives et respiratoires. La carence expérimentale totale entraîne la mort de l'animal.

b) Chez l'homme

Les troubles observés sont en général moins nets ; ils se traduisent surtout par un trouble visuel précoce : l'héméralopie (le malade cesse de voir dès que la nuit tombe). Cette diminution de la sensibilité rétinienne est due au retard de régénération du pourpre visuel. En outre, il existe de la sécheresse de la peau, des migraines et des troubles digestifs.

Tous ces troubles sont dus à l'insuffisance en vitamine A de la ration alimentaire, ou à l'absorption d'une trop grande quantité d'hydrates de carbone (glucides) par rapport aux albumines (protides) et aux graisses (lipides). Ces troubles disparaissent par ingestion d'huile de foie de morue ou de flétan, de lait crémeux, de beurre, de légumes verts contenant le carotène (carotte, persil, chou-fleur, pissenlit, épinard, piment, laitue, petits pois, tomate, courge...) ou par injections intramusculaires de vitamine pure.

5. Indications thérapeutiques

On prescrit la vitamine A dans les cas de carence alimentaire se traduisant par la xérophtalmie, l'héméralopie, la sécheresse de la peau, les retards de croissance, le rachitisme (associée à la vit. D), les retards de sortie des dents des bébés, les végétations adénoïdes, les adénopathies et les caries dentaires (des enfants surtout).

Chez l'adulte, on la conseille durant la grossesse, dans certaines infections telles que fièvre puerpérale, fièvre thyphoïde..., dans les états de moindre résistance, la tuberculose (associée à la vit. D), les recto-colites hémorragiques (en lavements huileux) et, plus accessoirement, dans les entérocolites, les colibacilloses, les anémies, l'amaigrissement et la convalescence.

On l'emploie aussi **localement** comme analgésique, antiprurigineux et cicatrisant (en pommades), tulle gras dans les plaies atones, ulcères variqueux, escarres, éruptions eczémateuses, psoriasis, prurigos, brûlures... On traite aussi localement les kératites, taies cornéennes par l'huile de foie de poisson, ou mieux, par des pommades oculaires et collyres unis ou polyvitaminés.

Voici, en plus, d'autres affections améliorées par la vitamine A (d'après Pommier) :

Acné, amaigrissement, amblyopie et amaurose, aménorrhée, anémie, anthrax, asthénopie, asthme, athrepsie, blépharite, bronchite, carie dentaire, chéloïde, chute des cheveux, colibacillose, conjonctivite, convalescence, coryza chronique, croissance, cystite, dentition, dermatose professionnelle, diarrhée, eczéma, fièvre typhoïde, fistule, furoncle, gingivite, goitre, grossesse, héméralopie, hypertension artérielle, hyperthyroïdie, hypochlorhydrie, ichtyose, ictère, insomnie, impétigo, *kératite,* kératose, kraurosis vulvaire, lithiase rénale et urinaire, névrite optique, ophtalmie, oreillons, otite, ozène, pemphigus, pityriasis, plaie, pneumonie, psoriasis, pyorrhée alvéolo-dentaire, rachitisme, rhino-pharyngite chronique, rougeole, scarlatine, sinusite, surdité, stérilité, stomatite, *ulcère de la cornée*, ulcère variqueux, vaginite, xérophtalmie...

Mais répétons que la grande indication oculaire de la vitamine A est l'ulcère de la cornée ; elle aide considérablement à sa cicatrisation et évite les opacités cicatricielles résiduelles et, s'il y en a, aide à les faire fondre et à rendre sa transparence au segment antérieur de l'œil.

La vitamine A est spécialisée dans de nombreuses préparations : Arovit, Avibon, huile de foie de morue (ou mieux de flétan), Uvestérol, Alvityl et hydrosols (polyvitamino-thérapie).

En **usage externe,** la vitamine A est employée en pommades pour les brûlures, crevasses (du sein), dermatoses professionnelles (*radiodermites*), eczémas, érythème fessier du nourrisson (en particulier lors des poussées dentaires), gelures et engelures, plaies (la vit. A est cicatrisante), prurits de toutes natures, ulcères variqueux, ulcères cutanés torpides... sans oublier les ulcérations du col de l'utérus (ovules).

Pour les recto-colites ulcéreuses, on l'emploie en lavements huileux.

Pour les affections oculaires, en particulier pour les ulcères de la cornée et leurs opacifications cicatricielles (taies), on la prescrit sous forme de collyres et pommades oculaires, soit vitaminés A seuls, soit de préférence polyvitaminés A + C + D.

6. Hypervitaminose A

Troubles dus à un excès d'absorption de vitamine A. Ils sont rares lorsque la vitamine A a été absorbée par la bouche, mais plus fréquents par voie parentérale (piqûres).

a) Au laboratoire

On provoque cette hypervitaminose chez le rat par l'absorption massive de grosses doses de vitamine A. Il se produit alors une hyper-kératinisation des épithéliums, et la peau (surtout la queue) devient écailleuse (ichtyose). On a ainsi pu montrer le rôle tératogène de l'hypervitaminose A chez l'animal. On observe également de la sécheresse de la peau et la chute des poils.

b) Chez le bébé et le jeune enfant

L'hypervitaminose A se traduit d'abord par de l'anorexie, rapidement suivie de nausées et de vomissements, et même de crises convulsives avec le *bombement typique de la fontanelle* (syndrome de P. Marie Sée) traduisant une hypertension du liquide céphalo-rachidien qui impose une ponction lombaire d'urgence et l'arrêt du traitement par la vitamine A. Les symptômes pathologiques régressent alors rapidement.

Mais, sans aller jusque-là, dans un traitement par vitamine A, il faut se méfier de l'anorexie des bébés avec nausées et vomissements, sécheresse de la peau, chute des poils, hépatomégalie, asthénie... Il faut aussi savoir qu'un surdosage chronique de vitamine A peut entraîner à la longue une hyperostose corticale des os longs et une soudure précoce des épiphyses.

On voit cela dans des familles qui croient avoir la science infuse et qui se prescrivent à elles-mêmes et à leurs enfants des thérapeutiques maladroites. Nous en avons nous-même observé un cas typique — mais heureusement bénin — sur un bébé qui présentait de l'intolérance absolue au lait sous toutes ses formes, qui lui déclenchait des diarrhées à type de toxicose. Si bien que l'on a dû l'élever avec des biberons de carottes passées au mixer. Il avait d'ailleurs le teint « carotte », et c'est ce qui nous a mis sur la voie. Son sang contenait 2 à 3 milligrammes de carotène par litre, au lieu de 0,3 à 0,7 mg, et son métabolisme basal était très abaissé.

Cette xanthochromie s'est rapidement effacée sous l'action de quelques rayons ultraviolets, d'un peu de vitamine D et surtout d'une alimentation mieux équilibrée.

c) Chez l'adulte

L'hypervitaminose A est exceptionnelle. Leboulanger cite cependant quelques observations qui ont été faites chez des Esquimaux et des explorateurs polaires qui avaient consommé en abondance du foie d'ours et de phoque dont la teneur en rétinol est particulièrement élevée. Ces sujets présentaient le tableau typique de l'intoxication aiguë par la vitamine A : lassitude, céphalées occipitales, vertiges, nausées, vomissements, desquamation cutanéo-muqueuse, prurit, sécheresse de la peau, chute des poils, douleurs osseuses, hépatomégalie... sans omettre la diploplie par œdème papillaire que l'on mettait sur le compte de l'ophtalmie des neiges.

Chez les diabétiques, on peut trouver (avec ou sans ces signes), de l'hypercarotinémie (avec sa coloration jaune ou orange du visage : le teint carotte) de la paume des mains et de la plante des pieds et, plus rarement, de tout le corps.

Mais, dans tous les cas, ces signes régressent rapidement avec une alimentation appropriée et l'arrêt du traitement par vitamine A s'il y en a en cours. Les risques sont moindres si on associe les vitamines A et D (Auxergyl) et avec d'autres vitamines (Uvestérol, Alvityl, Hydrosol polyvitaminé, Carencyl, Quotivit, Survitine...).

7. Conclusion

La vitamine A tient sous sa dépendance :

— la croissance pondérale ;
— la morphogenèse du squelette (avec la vit. D) ;
— la formation et la cicatrisation des épithéliums (avec vit. B) ;
— la fonction visuelle (rétinol, test d'adaptation à l'obscurité) ;
— les glandes endocrines ;
— la fonction génitale (avec la vit. E, elle contribue à transformer la prégnénolone en progestérone) ;
— la défense anti-infectieuse (avec la vit. C).

L'hypervitaminose A se manifeste chez les bébés par des signes d'hypertension du liquide céphalo-rachidien (nausées, vomissements, bombement de la fontanelle et parfois crises convulsives) qui imposent d'urgence une ponction lombaire dans un but de décompression intracrânienne et, bien entendu, l'arrêt du traitement par vitamine A.

Les risques sont moindres si on associe les vitamines A et D et, surtout, si on consulte un médecin avant toute vitaminothérapie.

LES VITAMINES DU GROUPE B

La vitamine B est anti-béribérique, et contient des atomes d'azote, contrairement aux autres vitamines qui n'en contiennent pas.

Mais on devrait plutôt dire les vitamines B, car c'est un groupe important qui comporte de nombreux sous-groupes.

1. Origine

Elle a été individualisée en 1911 par Funk à partir de la levure de bière et du son de riz. Considérée à l'origine comme étant constituée d'une seule vitamine, le groupe B a été peu à peu divisé à partir des années 1920 en sous-groupes de plus en plus nombreux. On en a dénombré jusqu'à 15 faisant partie du groupe B. Mais certains d'entre eux (B_4, B_7, B_{10}) n'en font pratiquement plus partie du fait que leur caractère vitaminique n'a pas été confirmé chez l'homme, tandis que d'autres — dont le rôle avait été pressenti (B_{11}, B_{13}) — n'ont pas encore fait la preuve de leur activité vitaminique (Leboulanger).

Des progrès continuent chaque jour d'être réalisés dans l'évaluation des signes cliniques des carences isolées spécifiques. Mais il faut toutefois souligner l'étroite parenté qui existe entre les carences vitaminiques du groupe B, et savoir reconnaître l'existence et la juxtaposition de déficits multiples complexes, même lorsqu'une carence paraît être prédominante.

2. Sources

Les différents facteurs de cette vitamine B à synergie d'action sont les enzymes régulateurs du métabolisme des glucides (ou hydrates de carbone et sucres), des lipides (graisses), et des protides (albumines), chacun d'eux possédant en outre une action pharmacodynamique propre. Par exemple, les complexes vitaminiques B (Bécozyme, B Chabre...) traitent les troubles de la croissance, les entéro-colites, les stomatites, les séquelles de gastrectomie, les névrites et polynévrites, l'éthylisme chronique et ses complications, cures de désintoxication, éruptions, prévention et traitement des accidents cutanéo-muqueux ou digestifs de l'antibiothérapie (B_{13} = Ultraflore)...

Dans la nature, les vitamines du groupe B se trouvent réunies dans la cuticule des céréales et dans la levure de bière. Elles participent, comme co-enzymes, à de nombreux systèmes enzymatiques.

3. Dénominations

De nombreuses confusions existent encore de nos jours entre les différents facteurs qui composent le groupe des vitamines B : ainsi l'amide nicotinique (vitamine PP ou B_3) et l'acide panthothénique (vitamine B_5) sont désignés sous ces dénominations en France et en Grande-Bretagne, alors qu'on les connaît inversement sous les noms de vitamines B_5 et B_3 en Allemagne et aux U.S.A.

Il existe une autre confusion entre la vitamine B_3 (ou PP) et la vitamine B_6 du fait qu'elles avaient été reconnues initialement toutes deux comme ayant une activité anti-pellagreuse en raison des aspects polymorphes de la pellagre dans les différentes espèces animales.

En résumé, le groupe B comprend essentiellement :
— des **vitamines neurotropes :** B_1 et B_6 ;
— des **vitamines anabolisantes :** B_2 et B_5 ;
— des **vitamines assurant le catabolisme de l'alcool :** B_3 et B_4 ;
— des **vitamines anti-anémiques :** B_9 et B_{12}.

LA VITAMINE B_1

La vitamine B_1 (ou *Thiamine*) est **la vitamine du système nerveux.** Anti-béribérique, elle est essentielle au métabolisme des sucres (glucides), seules sources d'énergie pour les cellules nerveuses. Elle est donc indispensable au bon fonctionnement des systèmes nerveux et musculaire (Roche). De plus, elle transmet l'influx nerveux, et régularise le cœur ainsi que la tension artérielle.

1. Origine

C'est une aneurine, ou *thiamine*, constituée par l'association d'un noyau pyrimidique et d'un cycle thiazolique.

Elle est *antalgique et stimulante.*

Sa meilleure source est la levure de bière et les céréales germées (blé, orge, seigle...), les polissures de riz, les extraits de malt, les oranges et les abats (rognons de porc, cœur d'agneau et de mouton), le jaune d'œuf, rognons et foie de bœuf, lentilles, pois, épinards, châtaignes, choux, laitues, carottes, cervelles (de mouton), lait cru, pruneaux, figues, abricots, soja et, en général, viandes et poissons.

N.B. : bien avant sa découverte, les homéopathes prescrivaient la vitamine B_1 dans « Céréales germées » soit pures (teinture mère), soit diluées, comme tonique dans de multiples cas.

2. Description

La vitamine B_1 est soluble dans l'eau, et passe en grande partie dans l'eau de cuisson des aliments. D'où le vieil usage, dans nos campagnes, de boire cette eau comme du bouillon ou de la soupe. Contrairement à la vitamine A, elle résiste assez bien à la chaleur. Mais le traitement à l'autoclave des conserves et la pasteurisation du lait affaiblissent la teneur en vitamine B_1 ainsi que ses actions antinévritiques et d'équilibre nerveux. Le gaz sulfureux, employé pour protéger les fruits secs, diminue de moitié la teneur en vitamine B_1. Par contre, la congélation des fruits, des légumes et des viandes l'affecte peu, mais il faut la conserver à l'abri de la lumière et de l'humidité.

On a pu obtenir une vitamine B_1 synthétique qui possède toutes les propriétés de la vitamine B_1 naturelle. Cette Thiamine est peu toxique. Elle intervient dans le métabolisme des glucides (hydrates de carbone et sucres). La Cocarboxylase (ou esther pyrophosphorique de la vitamine B_1) permet la décarboxylation de l'acide pyruvique.

3. Les besoins de l'homme normal

Ils sont de 1 à 2 milligrammes par jour de vitamine B_1, et de 0,80 milligramme chez le nourrisson. Mais ces besoins varient selon les régimes et les conditions de vie : les régimes riches en hydrates de carbone (glucides) exigent un surcroît de vitamine B_1. Au contraire, les régimes riches en graisses (lipides) et en albuminoïdes (protides) en demandent moins. Par ailleurs, la grossesse, l'allaitement, certains troubles digestifs gênant l'alimentation, et certaines affections aiguës ou chroniques accroissent les besoins en vitamines B_1.

4. Présentation

Les préparations disponibles (B_1 Delagrange, Labaz, Roche, Vitanévril, Bévitine, Bénerva...) sont présentées :
— en comprimés dosés 5, 50, 250 mg ;
— en ampoules dosées à 10, 25, 100 et même 500 mg ;
— en flacons ampoules de 5 ml.

Une série de préparations associe B_1 + B_6 + B_{12} (Princi B, Bétrimax) pour traiter toutes les algies en rhumatologie et en neurologie, les intoxications et maladies dysmétaboliques, les atteintes nerveuses, hépatiques et cardio-vasculaires en relation avec l'éthylisme, le diabète, les chimiothérapies (neuroleptiques, thymoleptiques, isoniazide...), la sénescence, l'athérosclérose, certaines asthénies et états d'épuisement métabolique. Il existe des réactions allergiques, rares *per os* (= en absorption par la bouche).

En association avec la vitamine C, la Thiamine-ascorbique est proposée dans les troubles de la sénescence, le traitement médical de la cataracte, les crampes musculaires avec B_2, etc.

5. L'avitaminose B_1

a) Au laboratoire

Elle est *artificiellement provoquée* chez le rat et le pigeon nourris exclusivement avec du riz poli et des graines décortiquées. Au bout d'une vingtaine de jours, il apparaît une paralysie du pharynx et des muscles du cou avec rétraction de la tête, de la polynévrite, et des crises convulsives aboutissant rapidement à la mort.

b) Chez l'homme

La carence totale de vitamine B_1 provoque le *béribéri*. On le trouve en Extrême-Orient, parmi les populations qui se nourrissent exclusivement de riz poli (excès de glucides). Dans nos régions, la cause la plus importante est l'alcoolisme.

On a décrit deux formes de béribéri :

— La **forme humide,** avec son gros cœur droit et sa tachycardie, son gros foie et ses œdèmes profus, urines rares, dyspnée. C'est le tableau d'une grande asystolie, parfois mortelle.

— La **forme sèche,** qui est une polynévrite débutant par les membres inférieurs, simulant le tabès (fourmillements, brûlures, anesthésie), parfois griffe cubitale.

En Europe, on a décrit un *béribéri infantile* qui se voit chez des nourrissons nourris exclusivement avec des farines et des pâtes.

Chez les adultes, mais avec moins d'intensité, l'avitaminose B_1 provient (outre de l'alcoolisme), de la tendance à s'écarter de la nourriture naturelle, et à nettoyer, purifier, stériliser, concentrer les aliments de l'homme soi-disant civilisé. Il y a, de plus, un déséquilibre alimentaire fréquent : l'alimentation de nos jours est trop riche en sucreries, en pâtisseries, en farineux, glucides... Par ailleurs, certains troubles digestifs provoquent une insuffisance d'absorption et de mise en réserve des vitamines ingérées, souvent en trop petites quantités : gastrites, anorexie, régimes déséquilibrés, insuffisance hépatique...

Si bien que l'avitaminose B_1 joue un rôle dans les diverses polynévrites : alcoolique, diabétique, gravidique, pellagreuse, urémique... et dans certaines névralgies et névrites, par exemple dans les suites du zona ou les douleurs fulgurantes du tabès.

6. Indications thérapeutiques

Dans les formes frustres débutantes, les résultats de la thérapeutique vitaminée B_1 sont souvent remarquables (Bénerva, Bévitine, Banikol vit. B_1, B_1 Chabre, Delagrange, Labaz...). La vitamine B_1 est contenue dans les *Céréales germées* des homéopathes.

On prescrit donc la vitamine B_1 dans toutes les formes du béribéri, dans les *diverses polynévrites* des alcooliques et des fumeurs, dans la sclérose en plaques, la chorée, les diverses névralgies (intercostale, crurale, sciatique...), le diabète sucré (où elle complète le traitement de fond), les intoxications de la femme enceinte (éclampsie, vomissements incoercibles...), les auto-intoxications (en particulier celles du nourrisson), la spasmophilie, certaines dermatoses (furonculose), etc.

Pommier a dressé une liste remarquable des indications thérapeutiques de l'avitaminose B_1 ; nous en extrayons :

Acrocyanose, acrodynie, aérophagie, affections médullaires, alcoolisme, *algies rhumatismales* et des amputés (moignons douloureux), amaigrissement, amnésie, anémies, anorexie, anosmie, artérite, arthritisme, atrophie musculaire progressive, asthénie, asystolie, *béribéri,* cardiopathies diverses, céphalées, chorée, cirrhoses, colites, confusion mentale, constipation, convalescence, crampes et crampes utérines, croissance, dermatoses, diabète, dysenterie, encéphalites, énurésie, furonculose, gelures, goitre, goutte, grossesse, hémorroïdes, hyperchlorhydrie, hypogalactie, hypotension, ictères infectieux, impuissance, insuffisances cardiaque et rénale, intoxications médicamenteuses, lèpre, lichen plan, lumbago, maladie de Raynaud, myocardites, myalgies, nervosité, névralgies et névrites de toutes espèces, certains œdèmes, parotidites, polynévrites, prurits, psychasthénie, psychoses, rhumatismes, rhume des foins, sciatique, sinusite, sprue, stérilité, stomatite, *surdité,* tabès, tachycardie, tétanie, tics, torticolis, troubles trophiques, varices, vomissements (grossesse et acétone), zona...

L'hypervitaminose B_1 est rare. Elle peut se produire après une piqûre I.V. ou I.M. Dans la 1/2 heure qui suit l'injection : nausées, anxiété, urticaire. Mais, parfois, 10 mn après l'injection, il peut se déclencher un collapsus : le *choc thiaminique,* parfois irréversible, malgré une injection immédiate de Cortisone I.V. ou I.M.

7. Antivitamine B_1

Des facteurs anti-thiaminiques sont assez répandus dans la nature, et on en rencontre dans divers aliments d'origine animale ou végétale. La présence d'une thiaminase dans la chair de certains poissons pourrait expliquer la fréquence du béribéri dans certaines régions du Japon où les populations sont très friandes de *poisson cru* et de riz.

L'Oxythiamine et la Pyrithiamine sont des analogues structuraux de la thiamine qui ont une activité anti-thiaminique par effet compétitif (Leboulanger).

8. Conclusion

La vitamine B_1 est un facteur essentiel de la transmission de l'influx nerveux.

Son administration par voie parentérale, c'est-à-dire en piqûres et notamment intraveineuses, est susceptible de provoquer de façon transitoire, mais spectaculaire et parfois même dramatique, une vasodilatation avec chute de la pression artérielle (choc thiaminique).

A des doses très élevées de Thiamine (par voie intraveineuse), il serait possible d'obtenir chez l'homme un effet curarisant, et même une action antalgique. Mais ces propriétés, outre leur danger, ne semblent pas avoir été définitivement confirmées par des études cliniques.

Par ailleurs, bien que participant directement au métabolisme des hydrates de carbone, la Thiamine, même à doses élevées, influence peu la glycémie.

Et sur le plan hormonal, la vitamine B_1 interviendrait par contre en réduisant le pouvoir d'inactivation des œstrogènes par le foie, et elle exercerait un léger effet anti-thyroïdien (Leboulanger).

LA VITAMINE B_2

Béflavine ou **riboflavine.** Elle résulte de la combinaison d'une flavine avec le ribose. Elle entre dans le groupement prothéitique de nombreux systèmes enzymatiques.

C'est la vitamine de l'énergie et des crampes musculaires.

1. Origine

Lactoflavine ou **Riboflavine,** anticheilitique. C'est une vitamine d'utilisation nutritive. Elle existe à l'état libre dans le lait, l'urine, la cornée et la rétine. Soluble dans l'eau, cette vitamine cristallise en aiguilles jaune-orange, à fluorescence verte.

On l'a isolée du *petit-lait* (lait baratté) : 1 gramme de vitamine B_2 pure a pu être obtenu en partant de 10 000 litres de lait. Elle existe aussi dans la *levure de bière,* les foies et les rognons de veau et de bœuf, le porc, soja, germe de grain de blé, jaune d'œuf, aubergine, chou-fleur, feuilles de navet, de betterave, *fromages,* noisettes, noix, pruneaux, lentilles, haricots et pois secs, châtaignes, amandes, épinards, artichauts, concombre, carotte, cassis, cerise, figues fraîches et sèches, groseilles, huîtres, lait cru, caillé et concentré, levures, *pain complet,* pain de seigle, pissenlit, poires, poireau, *tous les poissons,* radis (feuilles), raisins frais et secs, vin, céréales germées.

2. Propriétés

La vitamine B_2 résiste assez bien à la chaleur, la dessiccation, la congélation, le salage, la stérilisation, etc. Elle est hydrosoluble, stable en milieu acide et instable en milieu alcalin. Elle est absorbée dans l'intestin et transportée jusqu'au foie, puis dans toutes les cellules de l'organisme. L'élimination se fait surtout par les urines et un peu par la sueur.

La vitamine B_2 se combine dans l'organisme avec l'acide phosphorique et certaines albumines, et elle préside à l'utilisation des sucres. Elles est indispensable à la vie de certaines cellules : système nerveux, appareil respiratoire, rétine par exemple. Elle semble jouer un rôle, à cause de sa fluorescence, dans la vision de la lumière crépusculaire, comme la vitamine A. Elle intervient aussi dans les oxydations de l'organisme.

Après phosphorylation, elle forme la flavine mononucléotide (F.M.N.) et la flavine adénine dinucléotide (F.A.D.). Ces deux co-enzymes, appelées flavoprotéines, jouent un rôle essentiel au niveau des réactions métaboliques et de la production d'énergie. Les Flavoprotéines participent aux réactions enzymatiques comme transporteurs d'hydrogène, et interviennent dans le transfert des électrons, ce qui conduit à la formation d'A.T.P. dans le cycle de Krebs. Elle joue un rôle important dans le métabolisme des protides, lipides et glucides. Dans le métabolisme des purines, la F.A.D. participe à l'oxygénation de l'hypoxanthine ou xanthine, puis en acide urique.

3. Indications thérapeutiques

La vitamine B_2 est nécessaire à la croissance et à la régénération des tissus. La carence en vitamine B_2 s'accompagne d'une diminution de la synthèse des protéines. Elle se manifeste par des lésions cutanéo-muqueuses (cheilite, perlèche, dermite séborrhéique, stomatite...), des symptômes oculaires (photophobie, hypervascularisation de la conjonctive et de la cornée), et des troubles neurologiques.

Mais aucun de ces signes n'est spécifique, ce qui rend le diagnostic d'une avitaminose B_2 très difficile. **Seule l'hypervascularisation cornéenne est évocatrice,** ainsi que les fissures aux commissures labiales.

Expérimentalement, l'avitaminose B_2 retarde la croissance du rat.

Chez l'homme, la carence B_2 n'existe pas à l'état pur. Elle est certaine dans la *pellagre* et le *béribéri*. Son insuffisance provoque un affaiblissement général, une perte de poids, de l'atrophie musculaire, des troubles nerveux et digestifs, une insuffisance d'absorption des graisses, des lésions de cheilite avec fissures des lèvres.

Chez l'**enfant** les besoins en lactoflavine seraient de 450 microgrammes, et chez l'**adulte** de 600 microgrammes.

On prescrit donc la vitamine B_2 dans les insuffisances de croissance des nourrissons, le retard staturo-pondéral de l'enfant (*arrêt de croissance*), certaines maladies de la peau et des muqueuses, rougeur, desquamation, *fissures des lèvres,* eczéma, prurits, dermite avec dépilation et *chute des cheveux,* entérites avec stéatorrhée (insuffisance de la digestion des graisses), glossites, maladie cœliaque, *entérite chronique,* stomatites, hyperémie cornéenne, kérato-conjonctivite, migraines, asthme, choc anaphylactique, agranulocytose, intoxication par les métaux lourds, et surtout *crampes musculaires* sans manifestations neurologiques qui s'observent parfois au cours du diabète et de la grossesse, des intoxications oxycarbonées et de la *fatigue musculaire.*

Pommier la conseille en outre dans les affections suivantes :
Amaigrissement, anémie, aphtes, arthrite goutteuse, asthénie, athrepsie, benzolisme, cataracte, cholestérolémie, croissance, décalcification, dentition, dermatoses, diarrhée, éphélides, frilosité, gelures, grossesse, héméralopie, hypogalactie, ictères infectieux, intoxications endogènes et exogènes, iritis, kératites, leucorrhée, lumbago, myalgies, névrites, photophobie, prurigo, psoriasis, rhumatismes, sclérose et sclérose en plaques, tétanie, torticolis, ulcères de la cornée...

4. Posologie

On utilise la *Béflavine* en comprimés dosés 10 mg et en ampoules de 2 ml dosées à 10 mg.

Il n'a pas été remarqué de troubles graves d'hypervitaminose B_2. On conseille néanmoins l'absorption par voie buccale, et l'association à d'autres vitamines du groupe B : Bécozyme, B Chabre, etc.

LA VITAMINE B_3 OU PP

Comme B_2, **c'est la vitamine de l'énergie.** Elle contient la **niacine** ou **acide nicotinique** dont la nicotonamine est l'amine anti-pellagreuse (nicobion).

Elle est donc anti-pellagreuse ; d'ailleurs, son nom « PP » vient de *« Pellagre Preventing »*.

Dans toutes nos cellules, se produisent des réactions métaboliques qui fournissent l'énergie dont nous avons besoin. Les vitamines du groupe B — et en particulier B_2 et B_3 — jouent un rôle essentiel dans la production et l'utilisation de cette énergie (Roche).

1. Définition

Elle aide à la respiration cellulaire en contribuant au transport de l'oxygène, d'où son action dans tous les troubles de la circulation centrale et périphérique car, en plus, elle possède une action vaso-dilatatrice sur les capillaires sanguins. L'acide nicotinique est un puissant dilatateur à prédominance artériolo-capillaire (Nicyl, Solurutine nicotique...).

2. Origine

La vitamine B_3 ou PP se trouve dans les levures sèches, le son, la viande et le poisson, sauf dans les corps gras.

On la trouve aussi dans l'abricot, la banane, le café, les *céréales non décortiquées,* le camembert, chou, citron, datte, figue, épinards, fromages, céréales germées (blé), haricots rouges, huîtres, jambon, lait, lentilles, levures, mélasse, millet, *œuf,* petit-lait (lait baratté), pois, poire, pomme, pomme de terre, pain, prune, pruneau, rave, riz brut, soja, son, tomates, légumes et fruits secs et frais, levure de bière, mais surtout foie et rognon, et tous les aliments riches en tryptophane.

Il faut environ 60 mg de tryptophane pour obtenir 1 mg de nicotinamide. L'œuf qui contient peu d'acide nicotinique, mais qui est riche en tryptophane, fournit 3 fois plus de niacine que le maïs qui est 8 fois plus riche en acide nicotinique mais pauvre en tryptophane.

De plus, dans le maïs, elle se trouve sous une forme non assimilable. Pour la libérer il suffit d'un traitement alcalin. Au Mexique, on traite le maïs à l'eau de chaux avant la cuisson, ce qui rend la vitamine B_3 ou PP assimilable. Grâce au respect de ce procédé ancestral, la pellagre n'est pas très fréquente dans ce pays gros consommateur de maïs. Mais de qui les Indiens, soi-disant sauvages, tiennent-ils ce principe redécouvert par la science moderne ?

3. Description

La nicotinamide est le groupement actif de deux co-enzymes : le N.A.D. et le N.A.D.P. qui peuvent être alternativement réduits et oxydés. Le N.A.D.H. cède généralement son H aux enzymes de la chaîne respiratoire en fournissant de l'énergie, alors que le N.A.D.P.H. participe aux réactions de réduction consommatrices d'énergie, comme la synthèse des acides gras, ou la réduction de la méthémoglobuline (Casamitjana).

C'est la plus stable des vitamines : elle résiste à la chaleur, aux oxydations et aux alcalins.

Une petite partie de la vitamine B_3 ou PP est synthétisée par les bactéries intestinales. Mais c'est surtout la transformation dans l'organisme du tryptophane qui fournit les 2/3 de la vitamine B_3 ou PP nécessaire. Elle entre ainsi dans la composition des codéhydrogénases I et II qui interviennent dans la respiration cellulaire.

Sa carence se manifeste surtout par des signes cutanés. Elle provoque des érythèmes de photosensibilisation, c'est-à-dire que l'érythème douloureux apparaît sur les parties du corps exposées à la lumière (lucites). On trouve aussi des troubles digestifs (stomatite avec langue noire, gastrite, diarrhée), des troubles mentaux (état dépressif)...

Les Anglo-Saxons résument cela en 4 mots : *pellagre, dermatose, diarrhée, démence*.

Des carences conditionnées peuvent s'observer dans les troubles de l'absorption digestive : *sprue* chez les gastrectomisés, qui semble bien être une maladie de sensibilisation au gluten. C'est pourquoi, chez ces malades, on proscrit les farines de blé, seigle et maïs (les gaudes franc-comtoises).

Les carences se voient surtout chez les populations qui se nourrissent presque exclusivement de maïs et de seigle, aliments pellagogènes. Comme on l'a déjà dit, au Mexique on traite le maïs à l'eau de chaux avant la cuisson, ce qui rend la vitamine B_3 ou PP assimilable. La science moderne, là encore, confirme l'empirisme intelligent des Anciens... comme le dit si bien Pommier !

Au laboratoire, on décèle la carence en vitamine B_3 ou PP en constatant un effondrement du taux sanguin de l'amide nicotinique.

Cette avitaminose B_3 ou PP, sous les tropiques, s'intègre le plus souvent dans un syndrome polycarentiel de traitement difficile car il s'agit, sous peine de rechutes, de prophylaxie, d'éducation sanitaire et d'élévation du niveau de vie. Lorsque cela est possible, évidemment...

4. Indications thérapeutiques et posologie

Dans nos régions où il n'y a plus guère de pellagre, on a plutôt tendance à considérer la vitamine B_3 ou PP et son acide nicotinique comme l'un des médicaments les plus actifs au niveau des capillaires sanguins : troubles de la perméabilité capillaire, fragilité capillaire, et toutes les insuffisances circulatoires centrales et périphériques du 3e âge. On l'emploie en effet avec succès sous forme de *Nicyl* (B_3 ou PP), ou *Solurutine nicotique* (B_3 ou PP, C, P) pour :

— **Les déficits de l'irrigation sanguine cérébrale,** l'athérosclérose cérébrale, les ramollissements cérébraux, certains troubles fonctionnels des hypertendus, et tous les troubles psychiques du 3e âge qui en découlent : présénescence et sénescence précoce, pertes plus ou moins prononcées de la mémoire et de l'intelligence, démence sénile précoce et, à un degré moins prononcé, diminution des facultés intellectuelles, asthénies neuro-psychiques du 3e âge, dépression...

A petites doses (1 comprimé par jour), on peut l'employer comme préventif.

— **Les troubles circulatoires périphériques,** artérites, syndrome de Raynaud, engelures...

— **Les déficits circulatoires rétiniens :** spasmes, thrombose, embolie de l'artère ou de la veine centrale de la rétine, rétinites angio-spastiques...

— **Les troubles O.R.L.,** tels que vertiges, bourdonnements d'oreille, syndrome de Ménière, certaines migraines...

A noter que la contre-indication notoire de l'acide nicotinique est l'hémorragie cérébrale récente.

En ce qui concerne la *pellagre,* qu'il ne faut quand même pas oublier, l'efficacité de la vitamine B_3 ou PP est remarquable et rapide. On la prescrit habituellement sous forme de *Nicobion* en comprimés de 50 mg (1 à 4 comprimés par jour chez un adulte) ; les doses sont moindres chez les enfants carencés (1 à 6 mg par jour). On l'associe souvent à d'autres vitamines ; par exemple : *Glutamag* associe B_1, B_2 et B_3 et est employé comme stimulant psychosomatique, ou *Bécozyme,* ou B Chabre, Hydrosols polyvitaminés, Polytonyl, Quotivit, Nicoscorbine (vit. C et B_3 ou PP), Nicoprive (vit. B_1, B_3, B_6 et C) pour essayer la désaccoutumance du tabac...

Mais si la grande indication de la vitaminothérapie B_3 ou PP est la *pellagre* dans toutes ses manifestations (qu'elles soient cutanées, digestives ou psychiques), il y a encore d'autres indications thérapeutiques, telles que : diverses colopathies, les accidents de la chimiothérapie (Isoniazide ou Rimifon), intolérances aux sulfamides, aux antibiotiques, aux sels d'or, accidents de la radiothérapie, malnutrition, manifestations pellagreuse de l'alcoolisme chronique, et en général les divers syndromes de l'alcoolisme, les porphyries, l'hypercholestérolémie, et certains érythèmes douloureux qui apparaissent sur les parties du corps exposées à la lumière (lucites).

Pommier a donné un tableau complet des indications thérapeutiques des avitaminoses B_3 ou PP ; le voici :

Acné, acrocyanose, acrodynie, agranulocytose, alcoolisme, allergie digestive (et à la lumière), aménorrhée, anémie, angine de poitrine, *aphtes,* artérite, asthme, bourdonnements d'oreilles, bronchite, cheveux, cirrhose hépatique, colites, confusion mentale, convalescence, croissance, dépression nerveuse, diabète sucré, diarrhée, dysenterie, engelures, entérite, épilepsie, érythème noueux, érythème pellagreux, fatigue, fièvre aphteuse, gastrite, gelures, *gingivite,* glaucome, glossite, héméralopie, hydroas, hypochlorhydrie, ictère, insuffisance rénale, intoxications par le plomb ou l'arsenic, lichen plan, lucites, lupus, maladie de Raynaud, mélancolie, mémoire, métrite, neurasthénie, névralgies spinales, *pellagre*, porphyrinurie (urines rouges foncées), purpura, pyorrhée alvéolo-dentaire, radiodermites, *ramollissement cérébral,* rectites, rétinites, rhume des foins, sclérose en plaques, séborrhées, spasmes vasculaires, *sprue,* stéatorrhée idiopathique, *stomatites,* sulfamides, troubles digestifs, troubles nerveux, urétrites, vaginite, vertiges de Ménière, xeroderma pigmentosum, xérophtalmie...

En usage externe, la pommade à la vitamine B_3 ou PP traite : acné, brûlures, engelures, érythèmes divers, lichen plan, lucites, prurits (vita-dermacide). Collyre Rutine-Nicotinamide (troubles de la résistance capillaire conjonctivale). L'acide nicotinique (Nicyl, Solurutine nicotique...) est utilisé comme *vaso-dilatateur,* mais il ne possède pas d'action vitaminique (déficit de l'irrigation sanguine cérébrale et périphérique).

Il n'y a pas d'*hypervitaminose.* Mais quand on emploie de fortes doses d'acide nicotinique, pour traiter l'hypercholestérolémie par exemple, il faut surveiller les fonctions hépatiques et pancréatiques.

LA VITAMINE B_4

L'adénine, la vitamine des globules blancs.

Facteur agranulocytaire, leucopénies, polynévrites.

La vitamine B_4 se trouve dans les laitances, la levure, le ris de veau, etc.

1. Carence

Sa carence peut contribuer à provoquer de l'*agranulocytose* : le nombre des globules blancs (ou leucocytes) tombe à 1 000 ou 2 000 au lieu de se situer entre 6 000 et 10 000 ; de même, le pourcentage des polynucléaires neutrophyles, oscillant habituellement entre 50 et 70 %, peut tomber à moins de 5 %. Cet état expose le malade à des surinfections sévères qui extériorisent en clinique l'état hématologique.

Il est de bonne règle clinique de chercher une hémopathie sous-jacente devant toute angine ulcéro-nécrotique. Et surtout de s'abstenir de toute thérapeutique à base de Pyramidon, et de tout produit aplasiant camouflé sous un nom de spécialité (Chlorpromazine, divers anti-histaminiques, anti-épileptiques, Phénothiazine, etc.).

Un tel état impose d'urgence une antibiothérapie polyvalente et massive, outre la prescription d'*Adénine* (ou B Chabre ou Leuco 4)...

On y pensera dans toutes les agranulocytoses, le benzolisme, les leucopénies et leucémies, les névrites, polynévrites (gravidique et puerpérale), le rhumatisme articulaire aigu... et dans toutes les affections leucopéniantes (asthénies, anémies, déficiences).

2. Propriétés et indications thérapeutiques

Ses principales propriétés sont la régénération et la protection de la formule blanche granulocytaire, et la prévention des accidents hématologiques post-médicamenteux.

D'où *ses indications thérapeutiques* multiples :

Myco et antibiothérapie (Chloramphénicol en particulier), sulfamido-thérapie, traitements par les anti-thyroïdiens de synthèse, par le pyramidon, et par le phénylbutazone, chrysothérapie, arsénothérapie, anticonvulsivothérapie (oxazolidine dione), *asthénie post-antibiotique,* agranulocytose idiopathique ou post-médicamenteuse, granulopénie et agranulocytose néoplasique, leucoses diverses, radio-cobalto-bêtathérapies antitumorales, radio-isotopes, thrombopénies primaire et secondaire, benzolisme...

A noter que l'Adénine n'est pas universellement acceptée ou reconnue comme une vitamine (Leboulanger).

LA VITAMINE B_5

L'acide pantothénique, la vitamine de la peau et des cheveux (avec B_8 ou biotine).

Elle régénère les épithéliums et les phanères, favorise la cicatrisation des plaies et *fait repousser les cheveux.*

1. Origine

Elle est largement distribuée dans la nature. On la trouve un peu partout : chou, huîtres, miel, lait, œuf, soja, tomate, tournesol, viande de bœuf, volailles, céréales et céréales germées, épinards, gelée royale, mélasse, cuticule du riz et du blé, foie, cœur, reins des animaux, levure de bière, son...

2. Description

La vitamine B_5 est un D-panthénol, qui est transformé dans l'organisme en acide pantothénique, et qui correspond au groupement prosthétique de la co-enzyme A, élément essentiel du cycle de Krebs. Il prend ainsi part aux métabolismes des lipides, des glucides et des protides. Il participe, en outre, à la formation de l'acétylcholine et des stéroïdes surrénaux.

Il est indispensable au développement et à la régénération des épithéliums, à la croissance des phanères. Il stimule aussi la formation de certains anticorps, et sensibilise les germes à l'action des antibiotiques. Il intervient en outre dans la détoxication des substances étrangères.

D'où sa grande propriété qui est d'être un **régénérateur épithélial** et de **favoriser la cicatrisation** (avec la vitamine A).

3. Indications thérapeutiques

La vitamine B_5 est utilisée sous forme de *Bépanthène.*

On l'utilise en comprimés dosés à 100 mg et en ampoules de 2 ml dosées à 500 mg, pour les séquelles d'hépatites, les maladies inflammatoires des voies respiratoires, les plaies et ulcères qui cicatrisent mal et qui traînent.

Mais sa grande indication thérapeutique c'est **la chute des cheveux,** l'alopécie, la pelade, la calvitie précoce, en association avec la vitamine B_8 ou H_1 (Biotine) :

Le traitement d'attaque consiste à injecter dans la même seringue en I.M. ou en I.V., 1 à 2 ampoules de Bépanthène et de Biotine, 3 fois par semaine pendant six semaines.

Le traitement d'entretien consiste à avaler chaque jour 3 comprimés de Bépanthène et 3 comprimés de Biotine, pendant 2 mois.

De plus, masser le cuir chevelu avec la solution de Bépanthène à 5 % (onguent).

L'avitaminose B_5, outre la chute des cheveux, est responsable aussi et souvent des troubles trophiques des ongles, des plaies et ulcères qui traînent et qui cicatrisent mal et difficilement.

On emploie avec succès l'acide pantothénique dans les céphalées, nausées, asthénies, ataxie, bronchites, brûlures, colites, crampes, *dépigmentation,* entérites et gastrites chroniques, herpès, ictères infectieux, insuffisance hépatique, myxœdème, ozène, plaies atones, prurit, rhume des foins, séborrhées, ulcères d'estomac, varices, constipation par atonie intestinale, troubles trophiques des membres inférieurs (pieds brûlants), vitiligo...

En usage externe : on emploie le Bépanthène sous forme d'onguent et de solution à 5 % pour toutes les chutes de cheveux (alopécie, pelade), les brûlures, eczémas, herpès, plaies atones, séborrhée, ulcérations chroniques, ulcères variqueux, érythème solaire et érythème fessier du nourrisson qui perce des dents, gerçures, crevasses y compris les crevasses des seins des nourrices, radiodermites avec ou sans exsudation...

En aérosols : la solution à 5 % traite toutes les affections des voies respiratoires, pneumoconioses, ozène, rhino-pharyngites, sinusites... et tous les états inflammatoires et irritants de l'arbre respiratoire, tels que rhume des foins et rhinites spasmodiques, asthme allergique...

Dans les alopécies féminines avec dépigmentation des poils résiduels (cheveux ternes, cassants, dépigmentés, hirsutes), qu'elles soient séborrhéiques ou idiopathiques, qu'elles soient secondaires à la prise d'œstrogènes, de contraceptifs ou d'anti-inflammatoires, la vitamine B_5 arrête la chute des cheveux, quels que soient l'ancienneté de l'alopécie et l'âge des patientes. La repousse est ensuite fréquemment enregistrée.

Chez les hommes âgés, on ne doit pas s'attendre à une repousse rapide des cheveux, mais à un arrêt, même transitoire, de leur chute, retardant l'échéance de la calvitie.

Par contre, dans la **pelade des enfants,** le résultat est remarquable.

Dans tous les cas, il faut associer les vitamines B_5 (Bépanthène) et B_8 (Biotine ou vitamine H_1).

Dans les alopécies post-infectieuses, post-traumatiques ou commotionnelles, la repousse est rapide. Dans les alopécies peladiques ou endocriniennes, elle est plus lente.

N.B. : les acides salicylique, mandélique et omégaméthyl-pantothénique auraient une activité anti-vitamine B_5.

Il faut donc s'abstenir de prendre de l'aspirine ou dérivés (salicylates) lorsque l'on suit un traitement par B_5, pour faire repousser les cheveux par exemple.

LA VITAMINE B_6 OU G

La pyridoxine. C'est un dérivé de la pyridine, anciennement appelé adermine.

Elle régularise le métabolisme des acides aminés et des protéines. Elle est anti-acrodynique, anti-dermatitique et neurotrope. C'est **la vitamine des carnivores :** plus on mange de viande (protéines), plus l'organisme a besoin de vitamine B_6 (Roche).

1. Définition

En fait, la vitamine B_6 ou G contient trois substances voisines :

— la pyridoxine ou pyridoxol qui possède une fonction alcool ;

— la pyridoxamine qui possède une fonction amine ;

— le pyridoxal qui possède une fonction aldéhyde.

C'est une poudre blanche facilement soluble dans l'eau, difficilement soluble dans l'alcool, insoluble dans l'éther et le chloroforme. Stable à la chaleur et à l'oxygène, la pyridoxine est dégradée par la lumière en solution neutre ou alcaline, beaucoup moins en solution acide.

La pyridoxine — ou vitamine B_6 ou G — participe à de très nombreuses réactions métaboliques. Elle est surtout essentielle pour le métabolisme des acides aminés et des protéines, à ce point qu'une carence vitaminique B_6 peut être à l'origine d'une rétention azotée, sans qu'il existe de dysfonctionnement rénal.

Elle régularise ainsi le métabolisme des divers tissus du foie, du système nerveux et de la peau. Elle joue un rôle biologique important dans les processus de décarboxylation et de transamination des acides aminés, dans la formation de la sérotonine à partir du tryptophane.

Bref, elle intervient dans le métabolisme des protides, des glucides et des lipides.

De plus en favorisant la transamination qui transforme l'acide glyoxylique en glycine, **la vitamine B_6 permet de réduire le taux d'acide oxalique urinaire, diminuant ainsi les risques de lithiase**

rénale par oxalates. Rappelons que la vitamine B_{13} (ou acide orotique) a une action identique vis-à-vis des urates (Leboulanger).

Les carences expérimentales entraînent des troubles nerveux, digestifs et cutanés. Le tableau clinique est proche de celui que réalise la pellagre.

La mise en évidence de la carence en vitamine B_6 est faite par le test xanthurénique : apparition dans les urines de quantités appréciables d'acide xanthurénique après ingestion de L. Tryptophane. Dans l'hémogramme, il y a diminution du nombre des lymphocytes et des globules rouges.

2. Origine

Comme les autres composants du complexe B, la pyridoxine se trouve avant tout dans les céréales germées, les levures, le jaune d'œuf, le foie de bœuf et le soja.

Mais on en trouve aussi dans la viande rouge, cervelle, foie, reins, toutes les céréales, choux, épinards, fromages, fruits frais, germe de blé, jambon, lait cru et en poudre, légumes verts, levure de bière, mélasse, œuf, orange, pain complet, pois secs, poissons, pommes de terre, porc, son de riz, tomate...

Le lait maternel est une source essentielle pour le bébé, à tel point qu'une alimentation au lait artificiel, sans complément vitaminique, pourrait être à l'origine d'encéphalopathies sévères, comme il en a été signalé aux Etats-Unis.

3. Indications thérapeutiques

On emploie la vitamine B_6 pour :

— Toutes les affections dégénératives, cardio-vasculaires et coronarites, tremblements, crampes, myasthénie, granulopénie... et toutes les poussées inflammatoires et allergiques.

— La prévention et le traitement du retentissement vasculaire de l'athérosclérose, de l'obésité et du diabète, soit seule (Pyridoxine, Bécilan), soit associée à d'autres médicaments (Eunéphran B_6), ou à d'autres vitamines (complexe B Chabre, Bécozyme, B_1, B_6, B_9, B_{12}, etc.).

Mais l'indication thérapeutique la plus importante est la prévention et le traitement des troubles neurologiques : avant tout la *polynévrite* mais aussi les *encéphalopathies* qui peuvent apparaître au cours d'un traitement prolongé par l'isoniazide (plus connu sous le nom de Rimifon) qui se comporte comme une anti-vitamine B_6 (convulsions pyridoxino-sensibles des nourrissons tuberculeux soignés au Rimifon, troubles de la formule sanguine des tuberculeux soignés au Rimifon, etc.).

La vitamine B_6 est encore nécessaire dans le traitement des anémies hypochromes hypersidérémiques, assez rares d'ailleurs (Carencyl : B_6, B_9, B_{12}).

On l'emploie encore dans les traitements de :

— certaines **crises convulsives de l'enfance,** liées à une déviation métabolique congénitale, ou à une carence d'apport chez les nourrissons alimentés par du lait artificiel ;

— dans les **manifestations neurologiques de l'alcoolisme :** prédelirium, encéphalopathies, polynévrites... ;

— dans les polynévrites toxiques (arsenic) ;

— dans certaines **dépressions nerveuses** chez les femmes qui prennent des contraceptifs oraux.

Pommier conseille encore la vitamine B_6 dans :

Acné, acrodynie, agitation des jambes, agranulocytose, alcoolisme, anémies, artériosclérose, asthénies, asthme, *atrophie musculaire*, aphtes, cheilites, cholestérolémie, chorée, convulsions, atonie musculaire, coronarites, crampes, dermatoses, eczéma, engelures, furonculose, grossesse, hémiplégie, insuffisance cardiaque, insomnie, maladie de Parkinson, myasthénie, myopathie, nervosité, névrites (optiques et alcooliques), pellagre, perlèche, prurigo, prurit, radiodermites, sclérose latérale amyotrophique, sénescence, séborrhée, urticaire, vomissements de toutes natures (gravidiques, post-opératoires), mal des transports, arriération mentale), parodontolyses, tremblements idiopathiques (séniles, toxiques...), etc.

4. Posologie

Elle varie entre 200 et 500 mg par jour. La vitamine B_6 ou G est spécialisée sous les noms de *Pyridoxine* et de *Bécilan*, en comprimés de 250 mg et en ampoules de 5 ml dosées à 0,25 g.

On trouve encore la vitamine B_6 dans les complexes

vitaminiques tels que B Chabre, Bécozyme, B_1 B_6 B_{12}, Carencyl, Glutaminol B_6, Bétrimax, Pyridoscorbine, Terneurine...

Le *Collagénan* associe 3 vitamines du groupe B (B_5 + B_6 + B_{10}) à 2 antimalariques de synthèse, et constitue ainsi une véritable synergie antitoxique qui traite les polyarthrites chroniques évolutives (P.C.E.), les rhumatismes inflammatoires, les affections allergiques (asthme), et les affections photosensibles (lucites). L'*Eunéphran B_6* associe un diurétique (la butizide) à la vitamine B_6 pour traiter les affections dégénératives cardio-vasculaires. L'*I.N.H. B_6* associe l'isoniazide à la vit. B_6. La *Biovaline* associe B_6 et B_{12} comme psychotonique et psycho-équilibrant.

LA VITAMINE B_7

Ici, les avis sont partagés :

— Pour Pommier, la vitamine B_7 est la vitamine I (Inositol).

— Pour Leboulanger, la vitamine B_7 est la vitamine J (Choline).

Voir donc aux vitamines I et J.

Le *Méthicol* et la *Méthionine-Inositol-Choline* contiennent ces 2 vitamines lipotropes. Elles ont la propriété de mobiliser les graisses protégeant ainsi le foie et les artères. On peut donc les donner dans tous les **troubles fonctionnels d'origine digestive.**

Par leur rôle dans l'érythropoïèse, elles agissent avec succès dans certaines anémies, en association avec les oligo-éléments Cuivre et Fer. De plus, agents de méthylation dans l'organisme, et de sulfuration, cela leur confère des propriétés antitoxiques utiles dans le traitement des hépatites toxiques et de certaines intoxications telles que : tétrachlorure de carbone, trinitroluène, plomb, brûlures, blessures, chocs, cirrhoses, hypercholestérolémie, artériosclérose, vomissements acétonémiques.

On prescrit la Méthionine-Inositol-Choline chez les adultes à raison de :

— 2 cuillerées à soupe de granulés par jour ;

— ou 9 à 10 comprimés dragéifiés par jour ;

— ou 2 à 4 ampoules buvables par jour *(Méthicol).*

LA VITAMINE B_8 OU H_1

Anti-acrodynique. **Comme B_5, c'est la vitamine de la peau et des cheveux.**

1. Origine

C'est un facteur extrait du foie et du lait, qui intervient dans le développement des organismes animaux et végétaux, et qui agit probablement comme coferment dans différents métabolismes.

On la trouve dans le foie, rognons, jaune d'œuf, chocolat, cacahuètes, pois secs, champignons, levure de bière, et en petites quantités dans tous les tissus végétaux et animaux : arachide grillée, agneau, bacon, banane, blé, caséine, cervelle, chou et chou-fleur, épinards, fruits, gelée royale, lait, pommes de terre, laitue, légumes verts, maïs, mélasse, mouton, peptones, poulet, riz, tomates, yaourt...

L'avitaminose B_8 ou H_1, expérimentalement, produit chez les rats qui reçoivent du blanc d'œuf comme seule source de protéines la maladie que Blateman a appelée la *maladie du blanc d'œuf :* chute des poils, troubles neuro-musculaires, lésions cutanées, etc., due à une glycoprotéine (l'avidine) contenue dans le blanc d'œuf et détruite par la chaleur, et qui se comporte comme une anti-vitamine B_8.

Chez l'homme, la carence spontanée est rare. Elle entraîne une dermatose séborrhéique avec atrophie des papilles de la langue et des troubles du goût, de la pâleur avec sécheresse de la peau.

2. Indications thérapeutiques

Avant tout, la *chute des cheveux* (alopécie, pelade, calvitie...), *acné,* anémie hypochrome, anorexie, coxarthrose, *dermites séborrhéiques* des adultes et surtout des nourrissons, localisées (érythème fessier, croûte de lait), et généralisées (syndrome de Leiner-Moussous), eczéma, érythrodermie du bébé, furonculose, glossites avec langue saburrale et plaques dépapillées, certaines dermites exfoliantes, polyarthrite, pyodermites, séborrhées, troubles du goût.

3. Posologie

La *Biotine* se présente sous forme de comprimés dosés à 5 mg et d'ampoules de 1 ml dosées à 5 mg. Dans *Alvityl,* B_8 est en association polyvitaminée.

Il n'existe pas d'hypervitaminose B_8 connue à l'heure actuelle.

N.B. : pour traiter l'alopécie, il est recommandé d'associer la Biotine (B_8) au Bépanthène (B_5), à la Béflavine (B_2).

Voir vitamine B_5.

LA VITAMINE B_9 OU L_1 OU Bc

1. Définition

La Foldine. C'est l'*acide folique* ou acide ptéroyl monoglutamique ou Folacrine, dont la principale propriété est d'être **anti-anémique.**

L'acide folique a une action spécifique sur la régénération et la maturité des hématies. C'est donc un facteur indispensable d'équilibre de la formule sanguine et de son bon fonctionnement.

2. Origine

L'acide folique est très répandu dans la nature, en particulier dans les *épinards* — d'où son nom — et dans la *levure de bière* et dans le *foie*. Il est présent à de très faibles doses dans toutes les cellules.

On le trouve en quantités plus importantes, sous forme de polyglutamate dans le ris de veau, les reins, les muscles, les œufs, poulets, fromages, légumineuses (carottes, haricots verts, pommes de terre), germe de blé, et particulièrement dans les légumes à feuilles vertes et sombres (épinards, choux, choux-fleurs...).

Il est présent en très faibles quantités dans le lait, mais pratiquement absent dans le lait de chèvre (d'où le danger d'élever des bébés exclusivement au lait de chèvre).

On le trouve encore dans les asperges, bananes, huîtres, blettes, champignons, blé, céréales germées..., concombres, salades, oranges, pommes.

3. Indications thérapeutiques

Toutes les anémies, en particulier celles des débilités, prématurés, nourrissons, anémies macrocytaires de la grossesse, anémies de la sprue et de la pellagre, anémies mégaloblastiques (infantiles surtout), anémies carentielles et pernicieuses, anémies des gastrectomisés, maladie cœliaque, hépatites infectieuses, poliomyélite, agranulocytose, porphynurie, dysenterie, leucopénies... et tous les syndromes hémorragiques.

Pour certains auteurs, l'acide folique posséderait un pouvoir *anti-cancéreux* puisqu'il est capable d'améliorer et de guérir certaines tumeurs spontanées de la souris.

4. Posologie

L'acide folique — ou vitamine B_9 ou L_1 — est présenté en pharmacie sous le nom de *Foldine* en comprimés de 5 mg. La posologie quotidienne est, chez l'adulte, de 4 à 8 comprimés par jour, moitié doses chez les enfants, quart de doses chez les poupons. Les besoins sont augmentés pendant la grossesse et la lactation. On trouve encore la vitamine B_9 sous forme de soluté injectable de *Lederfoline,* ou dans des complexes vitaminiques : *Méthiofoline, Carencyl, Alvityl,...*

Mais il faut savoir que l'acide folique n'a aucune action sur les anémies hypochromes aplastiques et sur les leucémies myéloïdes. L'acide folique n'agit pas sur les syndromes neuro-anémiques qui accompagnent la maladie de Biermer. Il pourrait même les aggraver. Employer B_{12} (Leboulanger).

De même, les anti-convulsivants (phénytoïne et barbituriques) et les contraceptifs oraux peuvent être responsables d'un certain degré de carence folique (anémie mégaloblastique associée à la leucopénie), du fait que les érythroblastes incapables de mener à bien leur mytose meurent dans la moelle osseuse, d'où glossite, diarrhée, stomatite, dermites herpétiforme et exfoliacée, acné rosacé, eczéma, et même anomalies fœtales.

Les carences foliques sont rares en Europe. On en voit dans l'alimentation exclusive des bébés avec du lait de chèvre ou chez les adultes lors de l'ébullition prolongée des aliments à consommer. Elles se traduisent par de la stéatorrhée accompagnée de diarrhée et de retard mental, vite compensés en mangeant des crudités.

L'acide folique est dépourvu de toxicité. Il n'existe pas d'hypervitaminose B_9 ou L_1...

Les antibiotiques et les sulfamides inhibent la synthèse de l'acide folique par les bactéries intestinales qu'ils détruisent.

LA VITAMINE B_{10} OU H_2 OU H'

Elle contient l'*acide para-amino-benzoïque* et l'*amino 4 benzoate sodique* très proches l'un de l'autre.

Cette vitamine est **anti-sclérodermique,** et elle est soluble dans l'eau, l'alcool, l'éther et le chloroforme.

1. Origine

On la trouve dans la levure de bière, le lait baratté (le petit-lait), la mélasse, les arachides et les céréales, les champignons, le chocolat, le son de riz, les choux et choux-fleurs, œuf, yaourt, tomate, laitue, haricot, foie, rognons, agneau, bacon, banane, caséine, cervelle, épinards, fruits, gelée royale, légumes verts, maïs, mouton, peptone, pomme de terre, poulet...

2. Indications thérapeutiques

L'acide para-amino-benzoïque est anti-dyschromique. Constituant de l'acide folique, il possède une double action :

— **Action cutanée :** utilisé depuis de nombreuses années dans les dyschromies pileuses et cutanées, l'acide para-amino-benzoïque intervient dans la chaîne de réactions oxydatives, qui aboutit à la formation de mélanine à partir de la Dopa. Il assure une forte protection anti-actinique.

— **Action anti-dyspnéique :** ses propriétés anti-dyspnéiques se manifestent par une élévation de la teneur en oxygène du sang artériel.

Pommier la conseille dans l'asthme, la calvitie, canitie, dyspnées, eczémas, fièvre pourprée des montagnes rocheuses, lupus érythémateux, maladie de Brocq-Duhring, mélanoses, myosites, pemphigus, psoriasis, rhumatisme articulaire aigu, rickettsioses, rougeole, scarlatine, sclérodermies, typhus, vitiligo.

Les Anglo-Saxons la conseillent dans l'eczéma sec comme antiprurigineux, anti-actinique et photoprotecteur (allergie à la lumière, lucites). Ils étudient d'ailleurs séparément l'acide para-amino-benzoïque et l'Amino 4 Benzoate grâce à la B.I.A.M. ; en voici les détails extraits de *The Merck Index :*

a) L'acide para-amino-benzoïque (ou Amino 4 Benzoïque acide)

Classe chimique : acide benzoïque.
Dénominations génériques : amben.
Substances voisines, sels et dérivés : para-amino-benzoate sodique.
Propriétés principales certaines : photoprotecteur, anti-actinique, antiprurigineux.
Propriétés à confirmer : analeptique respiratoire.
Résorption : rapidement résorbé par le tube digestif, élimination rapide.
Indications principales : eczéma sec, prurit, brûlures, psoriasis, vitiligo.
Effets secondaires : photosensibilisation. Atoxique.

En France : seul principe actif dans *Paraminan* (dragées et crème).

En association dans *Collagénan* (2 antimalariques de synthèse à dose réduite et 3 vitamines du groupe B constituent une véritable synergie antitoxique).

Indications thérapeutiques : P.C.E. (polyarthrite chronique évolutive), R.A.A. (rhumatisme articulaire aigu), et tous les rhumatismes inflammatoires, lupus érythémateux et collagénoses, poussées inflammatoires des arthroses, affections allergiques (asthme, rhume des foins...), affections photosensibles : lucites *(The Merck Index).*

b) L'Amino 4 Benzoate sodique (ou Amino 4 Benzoate de sodium)

Classe chimique : Benzoate Sodium.
Autres dénominations : P.A.B. sodique, para-amino-benzoate de sodium.
Dénominations génériques : vitamine H', Ambin.
Substances voisines, sels et dérivés : para-amino-benzoïque acide.

Propriétés principales certaines : photoprotecteur.
Propriétés secondaires certaines : adjuvant médicamenteux.
Propriétés à confirmer : analeptique respiratoire, antibactérien.
Mécanismes secondaires : retarde l'élimination des antibiotiques qui lui sont associés : pénicilline, streptomycine.
Est rapidement résorbé par le tube digestif ; élimination rapide.
Indications à confirmer : dyspnée, asthénie, avitaminose H.
Atoxique.

En France : seul principe actif dans *Paraminan ampoules,* employées en dermatologie : vitiligo, canitie, psoriasis, dermatoses à prurit, eczémas secs, anti-actinique.

Dans *Collagénan :* association des vitamines B_5 + B_6 + B_{10} (lucites, polyarthrite chronique évolutive, asthme, rhumatismes inflammatoires, et toutes affections allergiques).
En gériatrie : eupnéisant, anti-asthénique.

Dans *Abiosan :* est en association avec tétracycline : infections O.R.L. telles qu'angines, otites, rhinites, rhino-pharyngites, sinusites, *maladies virales,* surinfections, pneumopathies aiguës et chroniques bactériennes, surinfection de la bronchite chronique et de l'asthme, infections cutanées (acné), stomatologiques, urinaires...
A éviter chez les enfants au-dessous de 8 ans et chez les femmes enceintes.

A noter que l'acide para-amino-benzoïque n'est pas universellement accepté ou reconnu comme une vitamine *(The Merck Index).*

LA VITAMINE B_{11} OU O

Assimilée par certains aux vitamines Bt ou T.

1. Définition

Par sa *Carnitine,* c'est **la vitamine de l'appétit** (anorexie, maigreur, dystrophies, c'est-à-dire trouble de la nutrition aboutissant à l'atrophie d'un groupe plus ou moins important de muscles ou d'organes, parfois à l'atrophie de tous les muscles de l'organisme dans les cas d'extrême maigreur). Cette avitaminose peut être spontanée (anorexies pathologiques) ou provoquée par la famine (camps d'extermination de la dernière guerre).

2. Origine

On la trouve dans de nombreux tissus animaux, en particulier dans les muscles, jus de viande, laitages, viandes rouges surtout, viscères (cœur, foie, reins, tripes...), levures (de bière)...

3. Propriétés et indications thérapeutiques

La vitamine B_{11} ou O stimule les sécrétions digestives, plus spécialement les sécrétions gastriques et pancréatiques. Cette stimulation provoque une augmentation de l'appétit qui permet une meilleure alimentation puis une reprise de poids après un temps de latence de 8 à 10 jours.

On la prescrit dans tous les états de dénutrition, *anorexies,* insuffisances des sécrétions gastriques et pancréatiques, anémies hipochromes, rachitisme (avec la vit. D), *atrophies musculaires,* hypotrophies et amyotrophies, retards et insuffisances de poids, *maigreurs,* maladie cœliaque, ostéoporose, eczémas de carence, aussi bien chez les prématurés, nourrissons, enfants, adultes, vieillards avec les vit. A, B (surtout B_4 et B_7) et E.

Présentation : actuellement, on trouve la vitamine B_{11} (ou O) en pharmacie sous forme de *Bicarnésine*. C'est un soluté buvable, dont on prend 1 à 8 mesures par jour (selon l'âge et le poids), 1/2 heure avant les principaux repas dans 1/2 verre d'eau sucrée ou dans une boisson sucrée. On ne doit jamais l'absorber sans dilution préalable. On la trouve encore dans *Flatistine* (1 sachet à la fin des 2 principaux repas dans 1/2 verre d'eau).

Contre-indications : ulcères gastriques, gastrectomies partielles, diabète et, bien entendu, l'obésité puisque la vitamine O donne de l'appétit.

On n'a pas signalé de troubles d'hypervitaminose B_{11} ou O.

A noter que la carnitine n'est pas universellement acceptée ni reconnue comme une vitamine.

N.B. : on trouvait encore la carnitine dans la Carnine Lefranc, l'Embryocarnine et la Biovitamine dont les fabrications sont momentanément suspendues.

LA VITAMINE B_{12} OU L_2

Cobalamine ou *Cobamamide,* ou Dibencozide ou Cyanocobalamine. Anti-anémique, anti-pernicieuse et anti-algique.

Comme B_9, **elle aide à la formation des globules rouges.**

1. Définition

Elle a été isolée en 1948 des extraits de foie. Sa formule renferme un cycle porphyrinique uni à un atome de cobalt. Elle existe dans l'organisme sous différentes formes que l'on désigne sous le nom de *cobalamines* et qui, en raison de leur activité de co-enzymes, jouent un rôle important dans de nombreuses voies métaboliques. La présence de la vitamine B_{12} est indispensable au déroulement de nombreuses réactions enzymatiques.

2. Origine

Foie, levure de bière, chair des ruminants, lait et fromages, poudre de jaune d'œuf, de viande, de poisson, rognons, huîtres...

N.B. : les végétaux ne contiennent pas de vitamine B_{12}, d'où le danger d'un régime strictement végétarien, sans apport animal. Par ailleurs, la vitamine B_{12} renferme 4 % de cobalt, d'où son action dans l'anémie.

3. Carence

— *La carence* en vitamine B_{12} chez l'homme produit la *maladie de Biermer* avec ses trois syndromes :

— *anémique :* pâleur intense, asthénie, tachycardie, dyspnée d'effort coïncidant avec un état général souvent satisfaisant ;

— *digestif :* anorexie, diarrhée ;

— *neurologique :* acroparesthésies et troubles de la sensibilité profonde évoquant une atteinte des cordons postérieurs de la moelle.

L'hémogramme montre : anémie, leucopénie, thrombopénie.

La carence d'apport en vitamine B_{12} est exceptionnelle, car les besoins sont extrêmement minimes, et le foie humain contient assez de vitamine B_{12} pour satisfaire pendant 3 ans les besoins normaux de l'organisme.

Par contre, les *gastrectomies* totales ou partielles peuvent être suivies d'une anémie mégaloblastique par déficit en facteur intrinsèque qui ne survient que plusieurs années après l'intervention, lorsque les réserves en vitamine B_{12} ont été épuisées.

Il existe également des causes intestinales telles que : syndrome de l'anse stagnante, insuffisance pancréatique externe, botriocéphalose, malabsorptions intestinales comme la sprue tropicale, la maladie cœliaque par intolérance au gluten ou la stéatorrhée idiopathique de l'adulte, la résection d'un segment important de l'iléon, ou encore une diminution de l'alcalinité ou de la teneur en calcium du milieu intestinal...

4. Indications thérapeutiques

Ce sont avant tout les **anémies** et les **névralgies.**

Mais il faut savoir tout d'abord qu'il faut éviter de prescrire la vitamine B_{12} par voie orale lorsqu'il existe une stéatorrhée ou un syndrome de malabsorption. C'est pourquoi on préfère alors la voie parentérale, sous forme de *Docémine* ou de *Cobanzyme,* ou encore vitamine B_{12} Adrian ou Aguettant ou Labaz ou Lavoisier ou Delagrange ou B_{12} fer...

L'indication type de la vitamine B_{12} est l'anémie mégaloblastique par carence cobalamine, qu'il s'agisse de *l'anémie de Biermer* caractérisée par l'absence de facteur intrinsèque dans les cellules pariétales de l'estomac, ou d'un déficit par malabsorption.

Les doses anticarentielles sont relativement minimes : 50 à 100 mg de vitamine B_{12} par jour en I.M.

Le traitement d'attaque, poursuivi pendant 2 à 3 mois, devra être suivi d'un traitement d'entretien au rythme d'une injection par mois, et cela pratiquement indéfiniment, puisque les causes de carence sont difficilement curables.

Dans les *syndromes neurologiques,* le traitement sera entrepris aussi précocement que possible, et sera longtemps poursuivi à des doses nettement plus importantes que pour le traitement d'une anémie mégaloblastique isolée : névrites et polynévrites, migraines, névralgies cervico-brachiales, péri-arthrites scapulo-humérales, torticolis, lombagos où l'on prescrit la vitamine B_{12} pour ses propriétés essentiellement trophiques et antalgiques *(Novobédouze, Hydroxocobalamine).*

Par la bouche, on associe souvent la vitamine B_{12} à d'autres vitamines ; par exemple :

— B_1 + B_6 + B_{12} pour les névralgies (Bétrimax, Terneurine, B Chabre...).

— B_6 + B_9 + B_{12} pour les anémies (Carencyl, Alvityl...).

De plus :

— *Dibencozan* peut être substitué aux opiacés dans les algies rebelles.

— *Héraclène* s'emploie surtout en comprimés dans les retards de croissance, l'anorexie, l'amaigrissement, les convalescences, les troubles du métabolisme protidique, l'hypotrophie du nourrisson ou la prématurité.

— *Indusil T* (par la bouche et en injections) a des indications équivalentes à tous les âges de la vie. On l'emploie en outre dans les hypotonies musculaires bénines par simple retard du tonus.

— *Névrizide* (en intramusculaires) constitue le traitement logique de la douleur.

— *Biovaline* B_6 + B_{12} associe ces 2 vitamines comme psychotonique et psycho-équilibrant.

— *Cobalion* est une émulsion lipoprotéique de Dibencozide, forme métaboliquement active de la vitamine B_{12}. On l'emploie dans les déficiences de l'état général, amaigrissement, anorexie (notamment chez le vieillard), l'hypotrophie et les retards staturo-pondéraux chez l'enfant et le nourrisson.

Dans la mesure où l'on a reconnu que la cobalamine jouait un rôle d'activateur au niveau du métabolisme protidique, il est devenu classique de prescrire également la vitamine B_{12} en cas de **retard de croissance** avec hypotrophie, dans les **asthénies** de toutes origines, en période de **convalescence** après une intervention chirurgicale ou une maladie infectieuse, de même que chez les éthyliques et chez les **sujets âgés** qui sont en outre très souvent polycarencés.

La vitamine B_{12} est associée à de nombreux autres dérivés : vitamines diverses et extraits hépatiques. Ces associations sont utiles dans les polycarences (des vieillards par exemple), dans les accidents dus aux antibiotiques et dans toutes les anémies (Princi B, Tétravit, Carencyl, Alvityl, Quotivit, Algobaz, Lyométhyl, B. Chabre, Roche, *Méthylcobaz,* Survitine, Surélen, Pentavit, Tridocelan, etc., sans parler des B_1, B_6, B_{12} associés quelles qu'en soient les marques : Bétrimax, Terneurine...).

La tolérance est excellente. Il n'existe pas d'hypervitaminose B_{12}. Mais l'utilisation sans preuve formelle de carence en vitamine B_{12} expose à une interruption et, par conséquent, fait courir le risque de complications neurologiques lors d'une carence réelle en cette vitamine B_{12}.

Outre ces indications précédentes, citons enfin celles de Pommier :

Algies rhumatismales, allaitement, amaigrissement, anémies hypochromes (et surtout l'*anémie de Biermer*), arthroses cervicales, asthénie, asthme, calvitie, canitie, cicatrisations chirurgicales, cirrhoses, convalescence, retard de croissance, dermatoses allergiques, séborrhéiques et post-antibiotiques, entérite, grossesse, ictères, insuffisance cardiaque, iritis rhumatismal, maladie de Parkinson, migraines, névralgies, névrites, poliomyélite, polynévrites, psoriasis, psychoses alcooliques, sclérose en plaques, sprue, tabès, urticaire, zona.

On emploie encore la vitamine B_{12} sous forme de collyre (Dulcis) pour les retards de cicatrisation et les kératites qui traînent.

Il existe encore de nombreuses autres spécialités qui contiennent :

— de la *cyanocobolamine :* V.B.S., Gasthréma vit. B_{12}, Gastropylore, Gluconate de calcium, vit. B_{12} Sarget, Hépatique 100 B_{12} Choay, Sarvit, Sorbitol vit. B_{12} Delalande, vit. B_1 + B_{12} Labaz, vitamine B_{12} Fer, Glutadouze, Hémoglobine B_{12}... ;

— de la *Dibencozide :* Cobalion, Cobanzyme, Dibencozan, Héraclène, Indusil T, Névrizide...

*

* *

5. Diagnostic de carence

Le diagnostic de carence en vitamine B_{12} est assez délicat :

Au début il y a de l'asthénie généralisée. Puis on observe des troubles neurologiques qui se traduisent par toute une gamme de symptômes variés : paresthésies avec douleurs et engourdissements au niveau des extrémités, puis troubles de la marche avec ataxie, troubles de la mémoire et de l'humeur avec dépression et confusion mentale pouvant aller jusqu'au syndrome psychotique lorsqu'il existe des illusions sensorielles ou des hallucinations.

L'évolution est lente et progressive ; les lésions des nerfs périphériques sont précoces, tandis que l'atteinte de la moelle avec sclérose des cordons postérieurs et celle des centres cérébraux supérieurs sont beaucoup plus tardives.

Si la carence est déjà ancienne, les manifestations neurologiques apparaissent souvent bilatérales et symétriques. Il n'existe toutefois aucune concordance entre la sévérité de l'atteinte nerveuse et celle de l'anémie mégaloblastique, cette dernière pouvant être atténuée ou améliorée, ne serait-ce que de façon transitoire, par un apport suffisant en folates.

Lorsque les examens hématologiques ont mis en évidence une anémie avec hypersegmentation des polynucléaires et une mégaloblastose, il importe non seulement de faire le diagnostic de déficit vitaminique, mais aussi de déterminer si son étiologie est en rapport avec une carence en cobalamine ou en acide folique ou vitamine B_9.

Rappelons encore qu'Alvityl et Carencyl associent entre autres les vit. $B_1 + B_6 + B_9 + B_{12}$ (anémies).

LA VITAMINE B_{13}

Ou *acide orotique*, ou Uracil 6 carboxylique (tableau C).
Lipotrope et hépato-protecteur.
La vitamine B_{13} possède deux actions bénéfiques :
— elle est **hypo-uricémiante** (Oroturic) ;
— et **protectrice de la flore intestinale utile** (Ultraflore).

1. Définition

La vitamine B_{13} ou acide orotique est une molécule de synthèse précurseur des bases pyrimidiques et, à ce titre, des acides nucléiques. Elle multiplie la prolifération de la flore intestinale physiologique normale et utile (escherichia coli, lacto-bacilles, entérocoques...), hôte habituelle et indispensable du milieu intestinal. Cette action est particulièrement utile après des traitements prolongés (par antibiotiques par exemple), ou des opérations mutilantes du tube digestif, qui détruisent — ou du moins altèrent — cette flore physiologique intestinale utile et indispensable aux fonctions vitales de la digestion. Cette action dynamique sur la croissance de la flore intestinale utile n'intéresse pas les germes pathogènes (candida albicans, staphylocoques, proteus, etc.). Bien plus, elle en freine la prolifération pathologique.

Son action hypo-uricémiante intervient au début du cycle métabolique de la synthèse de l'acide urique qu'il dévie au profit de la synthèse de l'acide uridylique plus facile à éliminer. L'hyper-uraturie est diminuée simultanément. L'acide orotique garde son pouvoir en cas d'insuffisance rénale.

On peut faire un rapprochement avec la vitamine B_6 (ou pyridoxine) qui a une action identique sur les oxalates, d'où l'intérêt de ces deux vitamines dans les lithiases rénales.

2. Indications thérapeutiques

Elles découlent tout naturellement de ce que nous venons de dire :

— les troubles résultant du dysmicrobisme intestinal et des **accidents digestifs de l'antibiothérapie,** diarrhées diverses, et toutes anomalies digestives en rapport avec ces affections ;

— **les hyperuricémies,** soit rénales (lithiases), soit articulaires (rhumatismes, goutte).

Les urates, en effet, déposent leurs excès dans : soit les reins-pipi où ils créent des calculs, soit dans les reins-rhumatismes (quand on dit *« j'ai mal aux reins »,* c'est en réalité j'ai mal aux lombes que l'on devrait dire), et dans toutes les articulations (gros orteil).

L'acide orotique est donc employé pour les *calculs rénaux* à base d'urates. Il ne calme pas les *coliques néphrétiques,* mais il contribue à les prévenir et à les soigner en dissolvant les calculs d'urates, et tous les dépôts d'urates dans les reins ; alors que B_6 (pyridoscorbine) dissout les oxalates.

L'acide orotique est employé avec succès dans le traitement de fond de la *goutte* et des rhumatismes goutteux, pour les mêmes raisons, c'est-à-dire en tant que dissolvant des excès d'urates qui se déposent dans les articulations, au même titre que dans les reins.

Ainsi la vitamine B_{13} est préventive et curative de tout ce qui a rapport à l'hyperuricémie, en particulier la goutte et les coliques néphrétiques. Elle est de plus hypocholestérolémiante.

3. Posologie

Les granulés d'*Oroturic* contiennent 25 grammes d'acide orotique pour 100 g de la préparation : 1 cuillère à café contient 1,5 g d'acide orotique. On en prescrit 2 à 4 g par 24 heures en traitements prolongés. Car sitôt que l'on arrête le traitement, chez les prédisposés à des excès d'acide urique, il se reforme des dépôts d'urates dans les reins ou dans les articulations.

Plus simplement, on peut mettre 1 cuillerée à soupe d'Oroturic dans une bouteille d'eau de Vittel ou Contrex, ou tout simplement dans 1 litre d'eau ordinaire, et s'en servir comme eau de boisson, en en buvant en outre au réveil et au coucher, à 10 heures et à 16 heures, et la nuit si réveil, etc.

L'un de nos malades avait résumé cela d'une façon pas très scientifique mais très expressive : *« Je bois un verre, j'en pisse deux, et cela me lave mes intérieurs. »*

Dans *Ultraflore*, l'acide orotique est en association avec des levures sèches ultra-hautes, organismes vivants, antibio-résistants, qui s'opposent à la prolifération des germes pathogènes. Par sa double action (accélérateur de la flore utile, et freinateur de la flore pathogène), ce médicament offre une double sécurité, surtout chez les arthritiques ayant eu des traitements prolongés par antibiotiques ou des opérations mutilantes du tube digestif.

Pour les Anglo-Saxons, l'acide orotique a comme :

Propriétés principales certaines : lipotrope, hépato-protecteur, hypo-uricémiant, urico-freinateur et hypocholestérolémiant.

Propriété à confirmer : cholérétique.

Mécanismes principaux d'action : intermédiaire normal de la biosynthèse des bases pyramidiques.

Participerait par induction enzymatique à la biosynthèse des protéines hépatiques.

Préviendrait les infiltrations graisseuses du foie.

Réduction du taux plasmatique des triglycérides, cholestérol, bêta et prébêta-lipoprotéines.

Résorption : absorption par tractus gastro-intestinal.

Effets recherchés principaux : lipotrope, hépato-protecteur, hypo-uricémiant, urico-freinateur, anti-cholestérolémiant.

Indications principales : hyperuricémies, hyperlipidémies.

Effets secondaires : stéatose hépatique très rare, hépatomégalie très rare.

Associations conseillées : régime alimentaire, colchicine.

Signes de l'intoxication aiguë : atoxique.

Traitement prolongé : en règle.

Législation : inscription au tableau C.

En France : seul principe actif dans Oroturic. En association dans Ultraflore.

La vitamine B_{13} n'est pas universellement acceptée et reconnue comme une vitamine *(The Merck Index).*

LA VITAMINE B_{14}

Ou *Xanthoptérine.*

Elle n'est pas universellement acceptée et reconnue comme une vitamine.

Très mal connue, on ne l'emploie pas encore en thérapeutique.

Elle est encore à l'étude. Elle n'est pas commercialisée en France.

Les Anglo-Saxons étudient actuellement la vitamine B_{14}. Ils l'ont trouvée dans les alles du papillon et, par la suite, chez les insectes. Ils l'ont extraite de l'urine et du crabe.

Insoluble dans l'eau, soluble dans NH_4OH et NaOH, elle aurait des propriétés antitumorales. Elle pourrait être transformée en acide folique (vitamine B_9) par des levures *(The Merck Index).*

LA VITAMINE B_{15}

Ou **acide pangamique.** C'est la vitamine **anti-fatigante** des sportifs.

Découverte par Krebs, et rangée dans le complexe vitaminique B, elle n'est pas encore universellement acceptée et reconnue comme une vitamine. C'est un sel calcique.

1. Origine

La vitamine B_{15} se trouve dans le noyau d'abricot, la cuticule du riz, la levure de bière, le sang de bœuf et le foie de cheval.

Dérivé aminé de l'acide glutamique, elle est caractérisée par la présence de 8 groupements méthyle.

Les besoins quotidiens seraient de 1 à 2 mg par jour.

Par ses 8 radicaux méthylés, l'acide pangamique intervient utilement pour activer les phénomènes d'oxygénation et de respiration cellulaire.

2. Indications thérapeutiques

La richesse en groupements méthyle de la molécule a fait proposer cette vitamine comme agent lipotrope. Elle pourrait donc être utilisée *per os* (par la bouche) à raison de 40 mg par jour, ou en intra-musculaire (10 à 20 mg) dans les stéatoses hépathiques, et comme myotonique sous forme de pangamate d'arginine (*Dictionnaire de pharmacologie clinique*).

Une autre indication de l'acide pangamique, toute récemment découverte mais déjà très employée, est son effet bénéfique lors des exercices physiques, et particulièrement dans la pratique des sports de compétition.

La vitamine B_{15} intervient dans la durée de l'effort en réduisant la dépense de glycogène.

Cette vitamine B_{15} n'est pas commercialisée en France. Néanmoins, de nombreux sportifs français se la procurent par l'intermédiaire de la Suisse et de la Belgique où elle est commercialisée sous le nom de **Bio-pangamine.**

Le prospectus vante les effets de l'acide pangamique sur la résistance à la fatigue : « *...tous les états de fatigue par perte des réserves énergétiques. La vitamine B_{15} augmente jusqu'à 300 % la résistance à la fatigue, sans effet dopant, d'où son utilisation dans les compétitions sportives.* »

Cette augmentation de 300 % paraît un peu « dopée », mais il n'en reste pas moins vrai que la vitamine B_{15} diminue l'accumulation de l'acide lactique musculaire et permet donc d'augmenter la durée et l'intensité de l'effort, en augmentant la respiration cellulaire, la production de créatinine-phosphate et en diminuant l'utilisation de glycogène. Elle permet ainsi de mieux supporter des efforts musculaires intenses et prolongés. De plus, grâce à cette action, la vitamine B_{15} facilite la récupération, en particulier lors des entraînements sportifs ou des compétitions sportives de longue haleine, tel le tour de France cycliste.

C'est donc un stimulant à la fois artificiel et naturel, sans effet dopant et sans la moindre toxicité puisqu'il n'existe pas d'hypervitaminose B_{15} actuellement connue.

En conclusion, la vitamine B_{15}, dans les conditions de vie habituelles, se trouve en quantité suffisante dans l'alimentation. Par contre, lors de l'effort sportif — et surtout en période de récupération — il est utile d'apporter un supplément vitaminique (Docteur Montenard, Revue *Pleine Forme*, Janvier-Février 1981).

LA VITAMINE C

Ou acide ascorbique. **Sert à la défense de l'organisme.**

1. Définition et description

Elle est nommée acide ascorbique tout simplement parce qu'elle guérit le *scorbut.*

C'est une lactone d'un acide hexosique à fonction diénol. Il est facteur de stabilité sanguine et de destruction des toxines.

La plupart des animaux peuvent en faire la synthèse, mais l'homme et certains vertébrés (comme le singe et le cobaye) dépendent totalement de l'apport exogène.

Il se présente sous l'aspect d'une substance cristallisée incolore ou très légèrement jaunâtre, d'odeur très faible et de saveur acide.

L'acide ascorbique est soluble dans l'eau. Réducteur énergique, il se laisse facilement oxyder. C'est la plus fragile des vitamines. Elle est altérée par le stockage, la dessiccation et la cuisson à l'eau. Au cours de la cuisson, la majeure partie de la déperdition en acide ascorbique n'est pas due à la cuisson elle-même, mais à l'extraction de la vitamine par l'eau de cuisson, qui est ensuite rejetée, à moins qu'elle ne serve de potage.

Par ailleurs, la teneur du lait est très diminuée par la pasteurisation, si bien que chez le nourrisson l'apport alimentaire (lait sec ou concentré) est souvent très faible et insuffisant, d'où la précaution de conseiller systématiquement l'adjonction précoce de jus de fruit frais (ce qui n'est bien entendu pas nécessaire lorsque la maman nourrit son enfant au sein).

2. Historique et origine

Le scorbut est l'une des maladies les plus anciennement connues. On trouve des traces de son existence dans l'*Ancien Testament* et dans Pline l'Ancien.

La première description précise du « fléau » a été faite par le sire de Joinville dans son récit de la croisade de saint Louis en

Egypte au XIIIe siècle, nous dit Leboulanger. Et, pendant des siècles, le scorbut a été la principale cause de mortalité parmi les équipages des navires au long cours, plus importante que les naufrages et les combats navals.

Les symptômes de la maladie étaient bien définis : débutant par de l'asthénie et de la fatigue, elle se manifestait ensuite par des œdèmes des bras et des jambes, puis des hémorragies (saignements de nez et des gencives), et des ecchymoses sous-cutanées. Les dents se déchaussaient, devenaient branlantes, et tombaient. Incapables de tenir debout, les sujets atteints mouraient d'épuisement ou d'une complication infectieuse respiratoire.

Au Moyen Age, le scorbut existait à l'état endémique dans les pays du nord de l'Europe pendant les mois d'hiver, période pendant laquelle la consommation des fruits et légumes verts était très réduite.

En 1535, au cours du voyage de Jacques Cartier à Terre-Neuve, de nombreux marins étaient morts du scorbut. L'un des rescapés ayant appris que les Peaux-Rouges utilisaient avec succès une décoction d'aiguilles de pin en fit l'essai sur lui-même et ses camarades, et le résultat tint du miracle.

En 1593, l'équipage d'un navire anglais en route vers les Indes échappa à la maladie du fait que son capitaine avait fait absorber chaque jour quelques gouttes de jus de citron à ses matelots. Il semble que, depuis ce temps, on ait apprécié et reconnu l'importance de cette médecine préventive.

Il existe, par contre, des écrits des XVIe et XVIIe siècles où le scrobut est considéré comme une maladie vénérienne rapportée et transmise, comme la syphilis, par les marins.

Au XVIIIe siècle l'alimentation générale s'étant nettement améliorée, le scorbut avait pratiquement disparu de la terre ferme, mais il restait fréquent sur les navires en raison de la longue durée des voyages.

Il ne disparut peu à peu que lorsqu'on mit effectivement en pratique les conseils donnés par un médecin de la marine britannique, le docteur James Lind, qui avait réalisé une véritable expérimentation clinique pour vérifier la valeur curative du jus d'orange ou de citron.

Les besoins du corps humain en vitamine C sont plus considérables que pour les autres vitamines : il faut compter 1 mg par kg et par jour.

On trouve de la vitamine C partout dans la nature végétale et animale : tous les fruits (citron, cassis) et tous les légumes frais, le lait frais, les fromages crus, les viandes fraîches et les poissons frais (particulièrement dans le foie). Mais la cuisson altère la vitamine C.

Dans le corps humain on en trouve surtout dans l'ant'hypophyse, le cortex de la surrénale et la surrénale médullaire, le corps jaune de l'ovaire, la parathyroïde, les gonades (testicules et ovaires), et les globules blancs.

Avitaminose C : on voit encore parfois une sorte de scorbut infantile, appelé maladie de Barlow chez les bébés nourris exclusivement de lait stérilisé conservé ou de lait en poudre. Il se voit après 6 mois, mais cède rapidement à l'absorption de jus de fruits frais et crus. On rattache encore à l'hypovitaminose C de l'enfant certaines anémies hypochromes, des arrêts de croissance, des purpuras et syndromes hémorragiques, asthénies, insuffisance surrénale, fatigue musculaire, asthénies, inappétence, troubles digestifs, retard à la marche...

3. Indications thérapeutiques (autres que le scorbut)

— **Maladies hémorragipares :** purpura, hémophilie, hémogénie, métrorragies, colites hémorragiques...
— **Maladies osseuses :** (fractures) ou dentaires (carie, gingivite, pyorrhée).
— **Maladies infectieuses :** (diphtérie), infections gastro-intestinales, ulcères gastriques, hémorragies gastro-intestinales, diarrhée infantile et toxicose, agranulocytose...
— **Maladies allergiques :** *choc anaphylactique,* coryza spasmodique, maladie du sérum, grossesse, surmenage physique, pigmentation cutanée de la maladie d'Addison...

L'association vitamine C et vitamine A à hautes doses peut donner des succès dans les pyodermites, eczémas microbiens, angines, rhinites, sinusites, conjonctivites, urétrites et métrites non gonococciques.

Pommier, comme toujours, donne un tableau très complet des indications thérapeutiques de l'avitaminose C :

Acné, acrodynie, agranulocytose, anémie, angines, anorexie, arthrite et arthritisme, asthénopie, asthme, athrepsie. avortement, brûlures, cancer, caries osseuses, cataracte, cheveux secs et cassants, *choc anaphylactique* ou hémorragique, cirrhoses, colites hémorragiques, confusion mentale, convalescence, coqueluche, courbature, croissance, *décalcification,* dentition, diabète, diarrhées, diphtérie, eczéma, éphélides, fatigues intellectuelle, hivernale, musculaire, fièvres éruptives, typhoïde, fractures, *fragilité osseuse,* frilosité, furoncles, gelures, gingivites, glossite, goitre, *grippe,* héméralopie, hémogénie, *hémophilie,* hémorragies, herpès, hyperthyroïdie, ictères, insuffisance hépatique, intoxications diverses, lombago, lupus, maladie d'Addison, ménopause, ongles friables et amincis, oreillons, otites, pemphigus, plaies, pneumonie, poliomyélite, psoriasis, purpura, pyorrhée, rhumatismes, rhume des foins, rougeole, sciatique, sclérose en plaques, *scorbut,* sclérodermie, *sénescence,* septicémie, sinusite, sprue, stérilité, tuberculoses, typhus, ulcère d'estomac, varicelle, varices, variole, vertiges de Ménière, zona... et nous ajoutons toutes les suppurations prolongées et interminables, l'adaptation et la résistance au froid, la résistance aux maladies infectieuses et contagieuses, à la fatigue (les citrons des sportifs), au surmenage, les fatigues de la grossesse et de l'allaitement.

En résumé l'acide ascorbique (ou vitamine C) joue un rôle anti-infectieux, anti-toxique et désensibilisant. Il est aussi recommandé tout particulièrement dans le scorbut dentaire des fumeurs.

4. Posologie

L'ingestion de *fruits frais* et de *végétaux frais,* et surtout *crus* (jus de fruits ou de végétaux) suffit la plupart du temps à effacer les signes cliniques de la carence. Quelques gouttes de jus de citron, chaque jour, suffisaient jadis à préserver du scorbut l'équipage d'un navire au long cours, qui restait très longtemps hors de vue des côtes sans toucher terre et qui, par conséquent, se nourrissait exclusivement de conserves et de farineux.

Mais, en cas de besoin, on peut renforcer la résistance de l'organisme (contre la grippe par exemple) en absorbant des comprimés de *vitamine C* mis en vente dans toutes les pharmacies sous ce nom, ou sous forme de *Laroscorbine* ou *Vitascorbol,* etc., ou même par voie parentérale, sous forme de piqûres sous-cutanées, intramusculaires ou intraveineuses, aux doses de 0,10 à 1 g par jour.

De nombreuses spécialités associent la vitamine C à d'autres vitamines : par exemple vit. C et B_3 (ou PP) comme *Nicoscorbine ;* Quotivit, Uvestérol ou Alvityl qui sont des complexes multivitaminés, ou les hydrosols polyvitaminés. On y ajoute souvent du calcium ou un autre médicament, comme dans l'Efféralgan qui est un antalgique antipyrétique, ou Pyridoscorbine (B_6 + C) qui traite les intoxications médicamenteuses.

Il n'existe pas de troubles d'hypervitaminose C.

N.B. : des études expérimentales ont montré que l'administration d'œstrogènes favorise la dégradation de l'acide ascorbique chez l'animal et provoque une baisse des taux tissulaires de vitamine C.

Des travaux entrepris en clinique ont confirmé, d'autre part, que chez les femmes utilisant des contraceptifs oraux, on trouve des taux très diminués de vitamine C dans les leucocytes et les plaquettes, par comparaison avec un groupe de femmes témoins. Certains effets secondaires de la *« pilule »* pourraient être en rapport avec cette carence.

On a constaté également chez les femmes prenant des contraceptifs oraux une baisse des taux d'acide folique (B_9) et de vitamine B_{12} (Cobalamine).

De plus, certains états dépressifs et troubles de l'humeur, qui sont une cause fréquente de l'arrêt du traitement chez les femmes prenant la « pilule », pourraient être secondaires à une carence en vitamine B_6. Car, après charge en tryptophane, on observe un accroissement de l'excrétion urinaire de l'acide xanthurénique, qui signe la carence en pyridoxine.

Après l'énumération de toutes ces carences iatrogènes, il est impossible de ne pas signaler au contraire l'élévation des taux de vitamine A observée chez les femmes utilisant des contraceptifs oraux (J. Leboulanger).

LA VITAMINE C_2

Certains font une différence entre la vitamine C_1 et la vitamine C_2. La première est celle que nous venons de décrire. La deuxième, souvent confondue avec la vitamine P (rutine), contient de l'*Esculoside* (du mot latin *aesculus,* le marron). Son dérivé est l'esculine, principe du marron d'Inde.

1. Propriétés

La vitamine C_2 est anti-hémorragique, et renforce la résistance des capillaires sanguins. On l'extrait des feuilles, de l'écorce et du fruit du marronnier d'Inde.

2. Indications thérapeutiques

L'alcoolat et l'intrait de marron d'Inde, l'Esculéol, le Fragonal... se prescrivent dans tous les troubles de la circulation veineuse, dite encore circulation de retour : varices, hémorroïdes, fragilité capillaire, ecchymoses spontanées au moindre choc. Pommier le conseille en outre pour prévenir les hémorragies chez les hypertendus, les hémorragies oculaires par friabilités capillaires veineuses (hémorragies sous-conjonctivales et rétiniennes), les radiodermites, l'urticaire...

Les vitamines C_2 (Esculoside), K (Ménadione), et P (Rutine) sont très proches au point de vue thérapeutique, car elles sont toutes les trois anti-hémorragiques. D'ailleurs on les associe souvent, par exemple dans :

Frubiose P 200 (ampoules buvables) : les citroflavonoïdes totaux d'écorce d'orange, potentialisés par la vitamine C sous forme de complexes pectiques organiques, exercent une action vitaminique P se traduisant par une augmentation de la résistance des capillaires et une diminution de leur perméabilité. Par l'intermédiaire de l'adrénaline qu'ils protègent contre l'oxydation, ils concourent en outre au bon fonctionnement des sphincters précapillaires. D'où les indications dans tous les troubles circulatoires veineux : phlébites et thrombo-phlébites, varices, œdèmes variqueux, hémorroïdes, prévention des troubles de l'hypertension par augmentation de la résistance capillaire, hémorragies oculaires et gingivales, purpura, ecchymoses, pétéchies, etc.

Fluxine vitaminée P et C : elle traite tous les troubles fonctionnels de l'insuffisance veineuse et de la microcirculation. Sa concentration élevée en facteurs vitaminiques P et C agit sur l'œdème et l'inflammation périveineuse : périveinites et périphlébites, œdème vespéral des chevilles, crampes et jambes lourdes...

Opo-veinogène associe la vitamine C_2 à l'opothérapie (surrénale, hypophyse, ovaire).

Hémoluol associe l'extrait mou de marron d'Inde à des extraits de plantes et fait ainsi une excellente phytothérapie toni-veineuse.

Cyclo 3 favorise la circulation de retour en réduisant les résistances artériolaires et en corrigeant la fragilité capillaire.

Esculéol s'en tient à l'alcoolature de marron d'Inde et agit surtout sur les hémorroïdes, mais aussi dans tous les autres troubles circulatoires veineux, tout comme *Fragonal* avec son esculoside.

Nicyl associe les vitamines C et P, et traite surtout la fragilité capillaire.

Solurutine associe les vitamines C et P ; *Solurutine nicotique* y joint la vitamine B_3 ou PP et traite plutôt les insuffisances circulatoires centrale et périphérique.

LA VITAMINE D

Ou *calciférol.* **C'est la vitamine du squelette.** Sa carence provoque du rachitisme chez l'enfant et de l'ostéomalacie chez l'adulte.

1. Définition

C'est un facteur de fixation du calcium, que l'on considère actuellement à la fois comme une vitamine et comme une hormone.

Les rayons ultraviolets transforment certains stérols (Ergostérol), en dérivés munis d'un pouvoir antirachitique par ouverture du noyau B phénantrénique. Ainsi apparaissent le tachystérol (AT/10), le calciférol (vitamine D_2), et d'autres dérivés intermédiaires.

On connaît ainsi plusieurs vitamines D : la D_1 ou mélange impur ; la D_2 ou calciférol, dérivant des *stérols végétaux,* en particulier de l'ergostérol, alcool mono-atomique extrait de l'ergot de seigle irradié par les rayons ultraviolets ; la vitamine D_3 dérivant des *stérols animaux* (huile de foie de poissons de mer : morue, flétan, thon) ; les vitamines D_4 et D_5 sont encore à l'étude et moins bien connues.

La vitamine D est une poudre cristalline blanc-jaunâtre, qui résiste à la chaleur et qui est insoluble dans l'eau, soluble dans les graisses, les huiles, et l'alcool, très soluble dans l'éther et le chloroforme.

Les vitamines D_2 et D_3 sont dégradées par la lumière, l'oxygène et les acides. Elles doivent donc être conservées dans des flacons opaques et hermétiquement fermés, d'où l'air a été chassé par un gaz inerte (l'azote par exemple). Les composés cristallisés sont relativement stables à la chaleur ; par contre, en solution huileuse, il se produit une isomérisation.

2. Historique

Le *rachitisme,* connu depuis l'Antiquité, a longtemps été confondu avec d'autres ostéo-dystrophies. Il fut individualisé et décrit au XVIIe siècle par des médecins anglais. Au XIXe siècle le rachitisme était très fréquent en Europe occidentale et centrale, ainsi qu'en Amérique du Nord : il atteignait plus de 80 % des enfants des classes les plus pauvres dans les grandes cités industrielles comme Glasgow, Londres et New York.

Au XVIIIe siècle, des médecins français, dont Bretonneau et Trousseau, avaient reconnu le pouvoir antirachitique de l'huile de foie de morue. Mais il fallut attendre 1890 pour que Palm précise le rôle protecteur des rayons solaires, et 1919 pour que l'on évoque l'effet curatif des rayons ultraviolets. De 1920 à 1930, on découvre la nature stérolique de la substance antirachitique présente dans l'huile de foie de morue, et l'effet bénéfique produit par l'irradiation ultraviolette de la fraction stérolique de certains aliments, notamment de l'ergostérol. C'est à partir de 1931 qu'on réussit à isoler la vitamine D et à en réaliser la synthèse. En 1967, les travaux de De Luca, en montrant le rôle joué par certains métabolites actifs, permettent d'assimiler la vitamine D à une véritable hormone contrôlant le métabolisme du calcium.

3. Description

La vitamine D existe sous deux formes actives :

— Une **forme synthétique** obtenue par irradiation ultraviolette de l'ergostérol : c'est la *vitamine* D_2 *ou ergocalciférol*, de beaucoup la plus employée actuellement en thérapeutique.

— Une **forme naturelle** extraite de l'huile de foie de poisson, correspondant à l'ancienne désignation de vitamine D : c'est la *vitamine* D_3 *ou cholécalciférol*. Chez l'homme, elle provient de l'irradiation ultraviolette à la lumière solaire du 7-Déhydrocholestérol présent dans le derme.

4. Origine

La vitamine D se trouve surtout dans les huiles de foie de poissons (thon, maquereau, flétan, morue, saumon, lamproie), la chair de l'anguille et du thon, la graisse extraite des cosses de cacao isolées ; accessoirement dans le beurre, le jaune d'œuf, le saumon, les sardines à l'huile, le hareng, les foies de porc et de bœuf, d'agneau et de veau.

Les aliments végétaux ne renferment pratiquement pas de vitamine D, sauf le cacao ; mais plusieurs acquièrent une notable activité par l'irradiation ultraviolette.

Il existe donc pour l'homme, deux sources de vitamine D :

— **L'apport alimentaire,** qui est en général peu important, à moins d'une irradiation par les ultraviolets.

— **Le soleil,** de beaucoup la plus importante, qui fixe cette vitamine D par l'intermédiaire de la peau. Cette synthèse cutanée se produit sous l'effet des rayons ultraviolets de la lumière solaire par transformation du 7-Dehydrocholestérol présent dans les couches profondes de la peau, qui a été lui-même synthétisé à partir du cholestérol et autres dérivés stéroliques. Cette source d'approvisionnement en vitamine D_3 naturelle, généralement suffisante chez l'adulte, dépend fortement des conditions climatiques et surtout de l'ensoleillement.

5. Les besoins en vitamine D

Les besoins quotidiens sont exprimés soit en unités internationales de vitamine D, soit en poids : une unité internationale correspond à l'activité de 0,025 mg de vitamine D_2 ou de vitamine D_3 pure cristallisée. Réciproquement, 1 mg de vitamine D_2 équivaut à 40 000 unités internationales.

Les besoins quotidiens de l'adolescent ou de l'adulte sont très difficiles à fixer, car ils dépendent des quantités de vitamine D synthétisées dans le derme sous l'effet de l'irradiation solaire. Ainsi admet-on que, pour la plupart des adultes, les conditions habituelles d'ensoleillement suffisent à assurer les quantités nécessaires aux besoins de l'organisme. Malgré cela, il faut admettre chez certains sujets la nécessité d'un apport vitaminique alimentaire de complément.

Les besoins sont augmentés chez les nouveau-nés, et particulièrement les prématurés, de même que chez la femme en période de grossesse et de lactation.

D'une manière générale, on évalue les besoins en vitamine D à 400 U.I. par jour aussi bien chez l'adulte que chez l'enfant. En réalité, le rachitisme carentiel est surtout fréquent entre 6 et 18 mois. Mais il peut apparaître chez des enfants plus jeunes, surtout chez les prématurés, dont les réserves en calcium sont beaucoup plus faibles que celles de l'enfant né à terme.

Les bébés à peau pigmentée constituent une population à risque plus élevé lorsqu'ils vivent dans des pays à faible ensoleillement, car la possibilité de transformation des stérols présents sous la peau se trouve ralentie par la pigmentation cutanée.

La fréquence du rachitisme a notablement diminué depuis que l'on administre systématiquement de la vitamine D aux nourrissons. Le rachitisme était particulièrement fréquent dans les pays nordiques, de même que dans les régions où l'ensoleillement est réduit par les brouillards et les fumées industrielles. On le rencontre également dans certains pays bien ensoleillés lorsque les nourrissons vivent confinés en milieu urbain dans de grands ensembles. Il a été observé surtout à la fin de l'hiver chez des nourrissons nés à la fin de l'été ou à l'automne, qui ont été peu exposés aux rayons solaires pendant les 6 à 7 mois de la période hivernale, et qui ont eu une alimentation exclusivement lacto-farineuse et trop prolongée.

C'est pourquoi on conseille les vacances sur une plage de la Manche ou de l'Océan, où les enfants peu vêtus (lorsque le temps le permet !) profitent des 3 bains désormais classiques : bains d'air, bains de lumière, bains de mer. La plage de Berck sur la mer du Nord est réputée pour ses sanatoriums hélio-marins où l'on traite toutes les malformations ostéo-articulaires, et les tuberculoses ostéo-articulaires sans lésions pulmonaires associées.

6. Indications thérapeutiques

Les deux indications essentielles sont : **le rachitisme de l'enfant et l'ostéomalacie de l'adulte.**

a) Le traitement du rachitisme peut être obtenu :

— Soit par l'absorption de 1 000 à 2 000 U.I. par jour de vitamine D avant un an ; 2 000 à 5 000 entre 1 et 3 ans sur un temps prolongé.

— Soit la prescription mensuelle de 600 000 U.I. de la solution huileuse de vitamine D (1 ampoule de *Stérogyl 15* ou d'*Auxergyl* D_3 pendant 2 ou 3 mois). On pourra y adjoindre des sels de calcium. Et ensuite, 1 ampoule tous les 6 mois, puis tous les ans au début de chaque hiver.

b) Le traitement de l'ostéomalacie, par défaut d'apport ou d'absorption, exige la vitamine D_2 : 15 mg *per os* (par la bouche) par semaine. Si les troubles digestifs sont importants, on devra s'adresser à la voie parentérale : 20 000 U.I. par voie intramusculaire 2 à 3 fois par semaine.

Un apport calcique important doit être assuré par les produits laitiers, au besoin les sels de calcium.

En cas d'atteinte rénale associée (ostéomalacie du diabète rénal phosphaté) la surveillance doit être étroite pour dépister les signes d'hypervitaminose.

La vitamine D_2 est aussi employée dans le traitement du **Lupus tuberculeux,** selon la méthode de Charpy. On utilise de très fortes doses : 3 fois 15 mg de vitamine D_2 la première semaine ; 2 fois 15 mg par semaine les 3 semaines suivantes ; puis 15 mg par semaine les 3 semaines suivantes, puis 15 mg par mois pendant un an. On y associe des sels de calcium.

La tétanie est traitée par le calcium et la vitamine D_2 : 5 à 10 mg par jour au début, puis 1 à 2 mg par jour, par l'AT/10 (Calcamine) : 1 à 6 mg par jour.

Pour éviter l'hypocalcémie secondaire au traitement par vitamine D, on conseille l'adjonction systématique de calcium, soit 500 mg de calcium par jour, pendant 15 jours, au moins.

Quand l'**avitaminose D** n'est que partielle (retard du développement dentaire, prédisposition aux caries dentaires, manque de vigueur, croissance difficile, courbure plus ou moins accentuée des os longs des membres, prédisposition aux fractures, spasmophilie, ostéoporose, maladies de Paget et de Recklinghausen...), les doses sont bien moindres : 1 à 2 ampoules par an, mais *toujours sous surveillance médicale.*

*

* *

7. Posologie

On peut administrer la vitamine D par la bouche au moyen de la bonne vieille huile de foie de morue, ou mieux de l'huile de foie de flétan qui contient 10 à 30 fois plus de vitamine D ; ou mieux encore, au moyen de *Stérogyl :*

— *Soit en gouttes :* 3 à 4 gouttes par jour pour les prématurés et les nouveau-nés rachitiques, et cela pendant plusieurs années. Pour éviter l'hypervitaminose D, on conseille d'y adjoindre de la vitamine A (l'Auxergyl D_3 par exemple contient les 2 vitamines ; ou Vitadone, Alvityl, Uvestérol, Zymostol, ou les hydrosols polyvitaminés, etc.) et des sels de calcium.

— *Soit en ampoules* de Stérogyl 15 ou autres. Les ampoules huileuses sont buvables et injectables ; les ampoules en solution alcoolique sont seulement buvables.

On peut prescrire ces traitements :

— **Soit en traitement prophylactique :** chez les bébés, en gouttes ou 1/2 ampoule tous les six mois dans un biberon, ou 1 ampoule injectable par an ; les mêmes doses chez les adultes et les vieillards suspects d'ostéomalacie, de spasmophilie ou de tétanie hypocalcémique par carence vitaminique D.

— **Soit en traitement curatif** à des doses beaucoup plus importantes, que seul le médecin est capable d'apprécier (par exemple pour l'ostéomalacie de l'adulte et du vieillard : 1 ampoule toutes les 1 à 2 semaines de *Stérogyl 15* par la bouche ou en piqûres, jusqu'à disparition des douleurs et retour à la normale de la calcémie et de la phosphorémie, en surveillant la calciurie pour éviter un surdosage, suivi d'un traitement prophylactique pour éviter les rechutes).

*

* *

Autre spécialité : la *vitamine D_3 B.O.N.* qui se présente sous 2 formes :

— 1 ampoule de soluté alcoolique buvable de 1 mg de Colécalciférol ou Vit. D_3 : 5 mg (ou 200 000 U.I.) + Hydroquinone : 0,1 mg + excipient : alcool à 90° ;

— 1 ampoule de soluté huileux injectable de 1 ml de Colécalciférol ou Vit. D_3 : 5 mg (ou 200 000 U.I.) + excipient : huile d'olive neutralisée et stérilisée.

Propriétés : action antirachitique, augmente l'absorption intestinale du calcium, agit sur le métabolisme phosphocalcique et la minéralisation de l'os.

L'absorption se fait au niveau de l'intestin grêle, l'élimination essentiellement biliaire est faible. La vitamine D est ainsi stockée au niveau du foie.

Les indications thérapeutiques sont le rachitisme sous toutes ses formes, spasmophilie et tétanie hypocalcémiques, ostéoporomalacie.

Contre-indications : affections s'accompagnant d'un syndrome hypercalcémique, hypercalciurie, lithiase calcique, hypersensibilité à la vitamine D, sujets immobilisés (fortes doses).

Eviter tout surdosage : chez l'enfant ne pas dépasser 10 à 15 mg par an ; chez les femmes enceintes ne pas prescrire de fortes doses.

Signes cliniques de surdosage : anorexie, polydipsie, polyurie, constipation, hypertension artérielle.

Notons que l'on peut également administrer la vitamine D sous forme de suppositoires et de lavements à garder.

Au risque de nous répéter nous allons retransmettre ci-dessous le tableau toujours très complet de Pommier au sujet des avitaminoses D et de ses indications thérapeutiques :

Acné, acrocyanose, adénites, allaitement, amaigrissement, asthme, athrepsie, brûlures, colites, coryza chronique, *décalcifications, dentition,* dysménorrhée, eczéma, engelures, *fractures, fragilité osseuse,* gelures, grossesse, ictères infectieux, insuffisance parathyroïdienne, lichen plan, *lupus,* maladie de Hodgkin, *maladie osseuse de Paget,* maladie de Schaumann, ménopause, nervosité, *ostéomalacies,* ostéopathie de famine, pemphigus, plaies, psoriasis, *rachitisme,* pyorrhée, maladie osseuse de Reklinghausen, rhumatismes aigus et chroniques, scrofule tuberculeuse, *spasmophilie,* stérilité, *tétanie, tuberculose osseuse,* pulmonaire, péritonéale, génito-urinaire...

En usage externe : pommade : brûlures, engelures.

Collyres et pommades oculaires vitaminés ou polyvitaminés (A.C.D.) (kératites, brûlures cornéennes, séquelles d'affections oculaires, taies cicatricielles...).

8. Hypervitaminose D

De trop fortes doses de vitamine D peuvent causer des troubles du métabolisme phosphocalcique : hypercalcémie, calciurie, hyperphosphorémie, troubles digestifs, nerveux, cardio-vasculaires, rénaux, avec anémie, anorexie, amaigrissement, albuminurie, hypertension, parfois stupeur et état comateux.

La voie parentérale est plus dangereuse que la voie orale. Les solutions alcooliques sont plus dangereuses que les solutions huileuses, notamment les huiles de foie de poissons mieux supportées, quoique de mauvais goût (ce qui en évite tout abus !).

On peut essayer de prévenir ces troubles d'hypervitaminose en donnant en même temps de la vitamine A, par exemple : Auxergyl, Adégic, Vitadone A et D, Uvestérol, Alvityl, Hydrosols polyvitaminés, Polytonyl, Carencyl, Quotivit, Vivactil, etc.

Cela posé, étudions les symptômes de surcharge plus en détail. Ils peuvent être soit cliniques, soit biologiques :

— **Cliniques :** anorexie, apathie, asthénie, céphalée, diarrhée avec soif intense et déshydratation, polyurie, prurit, perte de poids, nausées et vomissements, troubles du caractère...

Cette polydipsie avec polyurie et albuminurie parfois, favorise la fixation du calcium sur les reins (calculs rénaux) et d'autres tissus, notamment sur les parois vasculaires, et est susceptible de provoquer des lésions irréversibles.

— **Biologiques :** hypercalciurie, hypercalcémie, perturbation des épreuves rénales, azotémie progressive, montée tensionnelle, torpeur...

Conduite d'urgence à tenir devant un tel tableau : d'abord avant tout arrêt de la vitaminothérapie D, corticothérapie, qui freine l'absorption intestinale du calcium, réhydratation par boissons abondantes et diurétiques avec acidification des urines, Calcitonine ou Furosémide, chélateurs, régime hypocalcique.

N.B. : comme tous les troubles d'hypervitaminose (et bien d'autres !), ces maladies secondaires à des thérapeutiques maladroites se voient surtout dans des familles qui, croyant posséder la science infuse, se prescrivent à elles-mêmes, et surtout à leurs enfants, des thérapeutiques intempestives, ou des régimes dits spéciaux qui, à la longue, peuvent se révéler très dangereux.

On ne saurait trop recommander de demander l'avis du médecin de famille (espèce qui devient de plus en plus rare, hélas !), avant d'entreprendre quoi que ce soit du point de vue médical.

LA VITAMINE E

Ou *tocophérol.* **La vitamine de la fécondité.**

1. Définition

La vitamine E est le terme générique utilisé habituellement pour désigner les différents tocophérols. C'est la vitamine de la **fécondité** et de la **reproduction,** mais aussi du **tonus musculaire.**

Une de ses propriétés la plus remarquable est d'être *anti-oxydante,* ce qui peut expliquer son rôle d'agent de désintoxication. Elle favorise l'utilisation des acides gras insaturés (vitamine F), et la protection d'autres produits tels la vitamine A, les enzymes et les hormones.

2. Description

C'est une huile visqueuse, de coloration jaune pâle, insoluble dans l'eau, soluble dans les graisses et les huiles de même que dans les solvants organiques (éther, acétone, chloroforme). Elle est thermostable, c'est-à-dire résistante à la chaleur, et résiste aussi aux acides et aux alcalins ; par contre, elle est sensible à l'oxydation et à la lumière, tout particulièrement aux ultraviolets. C'est pourquoi il faut toujours la conserver dans un flacon bien fermé et opaque, le tout dans un placard obscur (la lumière détruit la vit. E).

3. Origines

Les tocophérols (ou vitamine E) sont largement répandus dans les produits naturels d'origine végétale et animale. Mais l'activité de cette vitamine est essentiellement fonction de la proportion plus ou moins grande d'atocophérol.

Les sources naturelles sont donc :

— **D'origine végétale :** germes de céréales (blé, maïs, graines de coton et leurs huiles), légumes verts (salades, choux, épinard, cresson), la plupart des graines oléagineuses et les huiles qui en sont issues (arachide fraîche, amande, noix, olive, palme, soja), pain complet au germe de blé, galettes de sarrasin, Céréales germées des homéopathes, etc.

— **D'origine animale** (où la concentration est moins importante) : foie (bœuf), œuf (jaune), produits laitiers, placenta, chair musculaire, pancréas, rate, viandes jeunes (poulet, agneau, veau), crème fraîche, beurre, hareng et saumon frais, lard, tissu adipeux, hypophyse, surrénales, utérus, testicules.

4. Historique

L'avitaminose E fut soupçonnée dès 1920 par la constatation de l'arrêt de la reproduction chez le rat blanc, habituellement très prolifique, soumis à un régime exclusivement lacté (lait écrémé).

En 1922, Evans et Bishop constataient que l'absence d'un facteur alimentaire liposoluble, présent dans les feuilles vertes et les germes de blé, se traduisait chez la femelle du rat gestante par la résorption ou la mort des fœtus, alors que l'ovulation et la conception continuaient à se dérouler de façon tout à fait normale. La carence se traduisait chez le rat mâle par une altération de l'épithélium séminifère. On donna à cette substance, dénommée par ailleurs vitamine E, le nom caractéristique de vitamine de la fécondité.

En 1936, les premières préparations de vitamine E furent obtenues par extraction à partir de l'huile de germe de blé, et la synthèse fut réalisée un peu plus tard en 1938 par Karrer.

5. L'avitaminose E

L'étude expérimentale de la carence en vitamine E (ou tocophérols), a révélé des symptômes très divers, variables selon les espèces animales et la composition du régime alimentaire. Il semble notamment que l'apparition des signes de carence soit plus rapide lorsqu'il existe une insuffisance d'apport en sélénium, et un excès alimentaire d'acides gras non saturés.

Les lésions les plus précoces et les plus fréquentes se manifestent chez les animaux domestiques sous la forme d'une dystrophie musculaire qui survient chez l'animal adulte après une longue période de carence. Du point de vue histologique, on constate la présence, dans les cellules musculaires, de lipo-pigments dus à la polymérisation des peroxydes formés aux dépens des acides gras poly-insaturés. Le microscope électronique confirme l'importance de la vitamine E pour le maintien de l'intégrité structurale des éléments intracellulaires. L'évolution est beaucoup plus dramatique chez les jeunes que chez les animaux adultes. Chez le rat, par exemple, on peut voir apparaître brutalement, 3 ou 4 semaines après la naissance, des troubles graves avec paralysie et hypothermie se terminant par la mort des animaux.

L'administration de la vitamine E, efficace à titre préventif, est sans effet dès que les symptômes sont apparus. Lorsque la carence est moins sévère, les animaux qui survivent présentent souvent des troubles musculaires importants et des paralysies résiduelles.

Pour des raisons encore inconnues, il semble que l'évolution soit beaucoup plus dramatique chez les herbivores (mort soudaine par insuffisance myocardique) que chez les animaux de laboratoire, où l'on trouve des lésions parfois étendues du myocarde évoluant sans symptômes cliniquement apparents.

Chez l'homme, la carence spontanée est le plus souvent secondaire à des troubles de la résorption, à l'absence de sels biliaires dans le duodénum par exemple, à un excès alimentaire d'acides gras insaturés, ou à une insuffisance des β-lipoprotéines dans le plasma.

On observe toutefois chez les nouveau-nés, et surtout chez les prématurés, des carences en vitamine E se manifestant par une anémie hémolytique.

On a évoqué également la responsabilité de la carence en α-tocophérol dans l'apparition de la fibroplastie rétro-cristallinienne qui survient après la naissance chez les prématurés et qui peut aboutir à une cécité.

Chez l'adulte, on a observé des troubles à type de dystrophie musculaire avec atrophie.

On dépiste une carence en vitamine E par le test d'hémolyse de Rose et Gyorgii. La baisse de la résistance des érythrocytes n'apparaît toutefois que lorsque les concentrations plasmatiques sont inférieures à 0,4 mg/100 ml. Un taux d'hémolyse de 10 % n'est guère significatif mais, au-delà de 25 %, la carence est indubitable.

6. Indications thérapeutiques et posologie

Le besoin quotidien chez l'homme est de 1 mg. En dehors de son emploi à titre préventif systématique chez le prématuré (à doses de 10 mg par jour), la vitamine E est prescrite essentiellement à doses pharmacologiques dans des indications extrêmement variées. En effet, les résultats thérapeutiques observés traduisent moins la disparition des symptômes de carence qu'une action pharmacodynamique sur différents tissus.

Il est classique de prescrire la vitamine E en cas d'insuffisance de la spermatogenèse (*azoospermie* ou *oligospermie*), de même que dans certaines *impuissances*. Elle est également indiquée à fortes doses (300 à 500 mg/jour) pour la prévention des *avortements* habituels. Des posologies moins élevées (100 à 200 mg/jour) sont proposées pour le traitement de la *stérilité,* des *dysménorrhées* et des troubles fonctionnels de la *ménopause*.

Les anomalies de la fibre myocardique observées à l'occasion des carences ont amené d'autre part à l'utiliser dans le traitement de l'*angine de poitrine* et des *myocardites*. A la dose de 400 mg/jour, elle aurait permis une augmentation du périmètre de marche chez des malades atteints d'*artérite*. La maladie de *Dupuytren,* l'induration des corps caverneux (maladie de La Peyronie), l'*énurésie* et la *myopie évolutive* des adolescents sont d'autres indications de la vitamine E nécessitant également son utilisation en traitements prolongés à des posologies allant de 100 à 300 mg par jour.

On l'emploie encore dans le prurit vulvaire, kraurosis, dystrophie du nourrisson, dégénérescences nerveuse et musculaire, sclérose latérale amyotrophique, tabès, artériosclérose...

Pommier, comme toujours, donne un tableau très complet des indications thérapeutiques des avitaminoses E :

Acné, adhérences post-opératoires, allaitement (hypogalactie), aménorrhée, angine de poitrine, artérite des membres inférieurs, artérite rétinienne, atrophies musculaires, avortement, azoospermie, confusion mentale, croissance, dégénérescence rétinienne, diabète, dystrophie du nourrisson, dystrophies musculaires (myopathies congénitales), gangrène, grossesse, hémorragies utérines, hypofolliculinisme, impétigo, impuissance, incontinence d'urine, kraurosis, lombago, lupus érythémateux, maladies de Charcot, de Dupuytren, de Parkinson, ménopause, myalgies, myocardites, myotonie congénitale, névrose, oreillons, oto-sclérose, phlébite, poliomyélite, prurit vulvaire, puberté retardée, purpura, psychoses puerpérales, sclérodermies, sclérose, stérilité, thromboses, torticolis, troubles encéphalopathiques du nouveau-né, troubles de la spermatogenèse, ulcères variqueux, varices, vulvites...

Usage externe en pommade : brûlures, escarres, gelures, prurit anal et vulvaire, ulcères variqueux.

7. Posologie

On prescrit habituellement la vitamine E par la bouche *(per os)* sous forme de comprimés d'*Ephynal, Tocomine* ou *Difrarel E* (myopie évolutive).

L'huile de germe de maïs (Egermol) est proposée en capsules et ampoules buvables. L'*Uvestérol* en flacon (opaque, puisque la lumière altère et détériore la vitamine E). On conseille en outre de conserver le flacon dans un endroit sombre et obscur.

La tolérance aux tocophérols est excellente, et l'on n'a noté jusqu'à présent aucun signe clinique d'hypervitaminose E. Cependant, l'Ephynal est à éviter chez les sujets sensibles à la tartrazine et/ou à l'acide acétyl-salicylique.

Il y a souvent intérêt à associer les vitamines A et E, car les tocophérols se comportent comme des anti-oxydants. Ils empêchent en particulier les lésions des membranes cellulaires par les peroxydes naturels, et protègent la vitamine A et les carotènes de la destruction, ce qui peut expliquer son rôle d'agent de désintoxication.

La vitamine E protège aussi de l'oxydation des acides gras poly-insaturés (vitamine F). C'est pourquoi les besoins en vitamine E sont augmentés lorsque l'alimentation apporte une forte proportion de matières grasses riches en acides poly-insaturés. Les besoins sont habituellement couverts par une alimentation équilibrée.

En cas de menace d'avortement, faire de suite 1 I.M. profonde de *vitamine E progestérone* (ou équivalent).

Pour la stérilité, associer les vitamines A, B_1, D, E et F.

Le *Glucivit* associe les vitamines $B_1 + B_2 + C + E + P$.

LA VITAMINE F

Ou vitamine anti-eczématique.

1. Définition

On comprend sous cette dénomination les acides gras non saturés qui nc peuvent être synthétisés en laboratoire : acides linoléique, linolénique, arachonodique, vaccénique, etc.

2. Origine

On les trouve dans le lard frais, saindoux et dans certaines huiles végétales : arachides, colza, lin, soja.

3. Indications thérapeutiques

Avant tout, l'eczéma du nourrisson et du jeune enfant. En outre, Pommier la conseille dans :

Abcès, acné, allaitement, brûlures, croissance, eczémas, engelures, furonculose, gerçures, impétigo, néphrite, plaies atones, prurit ano-vulvaire, psoriasis, radiodermites, rhino-pharyngites récidivantes chez l'enfant, peau sèche, stérilité, troubles de la reproduction...

En usage externe : eczémas des nourrissons, furonculose, plaies atones, psoriasis, ulcères variqueux.

4. Posologie

Les préparations commerciales de vitamine F sont utilisées à la dose de 60 à 120 gouttes par jour ; les capsules correspondent à 15 gouttes (vitamine F Grémy).

LA VITAMINE G

Voir **Vitamine B_6**.

LA VITAMINE H

Voir **Vitamine B_8**.

LA VITAMINE H_2

Voir **Vitamine B_{10}**.

LA VITAMINE I

Ou *inositol*.

1. Définition

Elle est anti-stéatosique. C'est un facteur lipotrope ayant la propriété de mobiliser les graisses, et ainsi de protéger le foie, en y évitant leur accumulation et sa dégénérescence graisseuse. Elle est très proche de la vitamine J, avec laquelle d'ailleurs certains la confondent, sous l'ancien nom de vitamine B_7.

2. Origine

On trouve la vitamine I dans toutes les sources de réserves végétales (tubercules, graines de céréales ou autres...) : blé, cœur, épinards, lait, levure de bière, maïs, mélasse de canne à sucre, soja, yaourt et, bien entendu, les *Céréales germées* des homéopathes.

3. Indications thérapeutiques

C'est une médication phosphatée substitutive, un tonique du système nerveux et de la nutrition. On emploie donc la vitamine I dans toutes les affections relevant d'une insuffisance d'esthers phosphoriques organiques dans la ration alimentaire, ou d'une assimilation incomplète de ces esthers : convalescence, surmenage, grossesse, lactation, ralentissement de la croissance, états névropathiques et dépressifs (en particulier les troubles psychiques du 3e âge), anorexie, débilité, dyslipidémies, troubles du métabolisme des graisses (en particulier surcharges hépatiques et stéatose hépatique), syndromes hémorragiques, débilité des prématurés et des nourrissons, anémies carentielles...

On la conseille encore dans *les troubles causés par les sulfamides,* où elle se conduit comme un **véritable anti-sulfamide.**

De plus, elle est vaso-dilatateur cérébral et activateur circulatoire : artériosclérose, athérosclérose, insuffisances artérielle et veineuse périphériques, artérite des membres inférieurs, syndromes veineux variqueux et post-phlébitiques, acrocyanose, fourmillements, engelures, alopécie, calvitie, hypercholestérolémie, cirrhoses, séquelles d'infarctus et d'hémiplégie, certaines formes d'asthme et d'atonie intestinale, angor, vomissements acétonémiques, hépatites toxi-infectieuses, anémies carentielles...

4. Posologie

On la trouve en pharmacie sous les noms de Dilexpal, Méthionine-inositol-choline, Méthicol, *Kalléonicit* (où elle agit comme vaso-dilatateur et activateur circulatoire tout en régularisant le métabolisme des lipides), Inositocalcium, Phytine, Phosbiose, Phytocalcine, Végéphos...

La vitamine I se prescrit sous forme de cachets, comprimés et granulés. Les doses varient de 0,50 g à 2 g par jour.

La plupart des spécialités (Méthicol, Méthionine-inositol-choline...) associent plusieurs vitamines, en particulier les vitamines I et J, qui sont très proches l'une de l'autre.

LA VITAMINE J

C'est la *choline,* anti-cirrhotique, préventif de la dégénérescence graisseuse, facteur lipotrope. Elle est un protecteur hépatique dans toutes les stéatoses hépatiques et un protecteur vasculaire dans l'athérosclérose.

1. Définition

Agent lipotrope, dans le métabolisme des lipides elle s'oppose à l'accumulation des graisses dans le foie et à sa dégénérescence graisseuse. Elle est donc anti-cirrhotique, quelle que soit l'origine de la cirrhose, et on l'emploie comme préventif et comme curatif de toutes les dégénérescences graisseuses du foie.

De plus, elle s'oppose à la détérioration des vaisseaux et à leur obstruction par suite de dépôts des excès de lipides, cholestérol, triglycérides à l'intérieur de ces vaisseaux, et à leur sclérose, particulièrement dans les artérioles du cerveau et du cœur.

Labaz a fait une étude biochimique sur la choline et nous en extrayons le passage suivant :

« La choline a un rôle important dans le métabolisme des graisses au niveau de la cellule hépatique et son intégration dans la structure des lécithines par l'intermédiaire d'un nucléotide, la cytidine triphosphate, qui va servir d'agent de transfert.

«Les graisses quittent l'hépatocyte sous forme de β-lipoprotéines encore appelées « very low density lipoproteins » (V.L.D.L.). Elles sont formées d'une apoprotéine et d'un groupe lipides-triglycérides-ester de cholestérol et de phospholipides dont la présence est indispensable à l'individualité chimique et physiologique du complexe.

« La pathogenèse de la stéatose hépatique devient très logique : pas de méthyl, pas de méthionine, pas de choline, pas de lécithines, donc pas de V.L.D.L., et il y a alors accumulation au sein de la cellule hépatique de lipides inexportables, faute de véhicule approprié.

« Ajoutons également que la choline par oxydation catabolique se transforme en bétaïne dont un des méthyles est labile et peut éventuellement participer aux réactions de transméthylation. »

2. Origine

On trouve naturellement la choline dans le foie, puis la cervelle, la levure de bière, le citron, la betterave dont la choline en s'oxydant donne un acide aminé appelé bétaïne.

En pharmacie on la trouve dans de nombreuses spécialités que nous nous excusons de ne pas citer toutes : Hépacholine, Hépagrume, Cystine choline, Sulfarlem choline, Choléopeptine choline, Solurutine choline (+ vitamines C et P), Ornitaïne (+ vitamine B6), Fructo-bétaïne, Citrate de bétaïne, Méthionine-inositol-choline, Méthicol, Acécholine...

On l'emploie en général en ampoules buvables, le matin au réveil.

3. Indications thérapeutiques

Tout ce qui touche au foie, en particulier les *cirrhoses* et pré-cirrhoses de toutes origines, les congestions hépatiques, les hépatites infectieuses, toxiques et virales, les ictères et toutes les insuffisances hépatiques et stéatoses hépatiques *des gros mangeurs* ou des abus de médicaments (aspirine par exemple, qui donne de véritables cirrhoses). Certains la conseillent encore dans certaines insuffisances cardiaques (cœurs gros et encrassés des pléthoriques sédentaires, fumeurs avec prédisposition aux infarctus et aux angines de poitrine *(Solurutine choline).*

Ce dernier médicament nous amène à parler de certains dérivés de la choline, telle l'acéthylcholine, plus connue sous le nom d'*acécholine* qui est *para-sympathico-mimétique,* c'est-à-dire produisant tous les effets de l'excitation du parasympathique : ralentissement cardiaque, hypotension, accroissement du péristaltisme intestinal, broncho-constriction, myosis... L'acécholine est aussi un *vaso-dilatateur agissant sur les artérioles* en aidant à lever les spasmes vasculaires. De plus, elle régularise la tension du liquide céphalo-rachidien (Hypotan, Cholex). Fabrication arrêtée.

Sa présence en excès peut provoquer des spasmes dans les appareils parasympathiques (estomac, vésicule biliaire). L'acéthylcholine s'injecte par voie intramusculaire, et n'entraîne pas d'accoutumance.

A noter que la choline n'est pas universellement acceptée ou reconnue comme une vitamine (Leboulanger).

Les diététiciens en rapprochent leur Lécithine de soja conseillée dans les hypercholestérolémies.

LA VITAMINE K

C'est la vitamine anti-hémorragique. Son rôle essentiel se situe au niveau du foie où elle permet la synthèse de substances sans lesquelles la coagulation ne pourrait avoir lieu.

Elle est proche des vitamines C_2 (esculoside) et P (rutine) parce que les trois sont anti-hémorragiques.

1. Définition

On décrit sous le nom de vitamine K (ou Koagulation - Vitamin) un groupe de dérivés naturels et liposolubles de la naphtoquinone, qui ont tous des propriétés *anti-hémorragiques,* et sont employés pour augmenter le taux de la prothrombine du sang.

Ils sont stables à la chaleur, instables à la lumière ; les pertes à la cuisson sont faibles, surtout si elle se fait à l'abri de l'oxydation (autocuiseur).

La vitamine K comprend plusieurs sous-groupes, échelonnés de K_1 à K_7. Seuls nous intéressent les trois premiers :

— **La vitamine K_1** (ou phylloquinone, ou phytoménadione), qui se trouve surtout dans les plantes supérieures (luzerne).

— **La vitamine K_2** (ou naphtoquinone), qui se trouve surtout dans les bactéries et les poissons.

Ces deux vitamines (K_1 et K_2) se trouvent aussi dans les tissus animaux.

— **La vitamine K_3** (ou ménadione), représente le radical commun aux deux formes précédentes.

2. Les carences en vitamine K

Chez l'homme, ces carences peuvent se résumer en quelques mots :

— *Carences d'absorption :* dues à des affections des voies biliaires telles que : ictère par rétention, fistule biliaire, diarrhées chroniques, entéro-colites, résections étendues de l'iléon...

— *Les carences d'utilisation :* dues aux hépatites, obstruction des voies biliaires, calculs...

— *L'hypoprothrombinurie du nouveau-né.*

— *L'hypoprothrombinurie secondaire aux traitements anti-coagulants :* Coumarine et dérivés (Dicoumarols), Indanédione... et aux *traitements par antibiotiques de longue durée* qui détruisent la flore intestinale.

3. Historique

C'est en 1929 que cette vitamine K a d'abord été suspectée, puis découverte fortuitement par Dam qui, en procédant à des études sur le cholestérol chez des poulets soumis à un régime carencé en lipides (= pauvre en graisses), a constaté la présence de suffusions hémorragiques dans divers organes, pouvant même entraîner la mort.

Cette tendance aux hémorragies paraît être due à la diminution du pouvoir de coagulation sanguine par manque d'un facteur coagulant contenu dans le sang : la *prothrombine*.

4. Origine

Les substances vitaminiques K, qui possèdent un noyau naphtoquinone, ont été extraites des feuilles de luzerne (K_1 = *phylloquinone*) et de la chair de poisson (K_2 = *naphtoquinone*). La vitamine K_3 (ou *ménadione*) représente le radical commun aux deux formes précédentes. Actuellement, on dispose d'une vitamine K_1 obtenue par synthèse.

La plus intéressante de toutes ces vitamines K est la vitamine K_1 (ou phytoménadione ou *phylloquinone*), que l'on obtient par synthèse et qui est maintenant la plus largement utilisée en clinique humaine. Chez l'homme adulte, la synthèse de la vitamine K est réalisée dans l'intestin grâce aux fermentations bactériennes. Chez le nourrisson, cette fermentation ne se fait pas. L'absence de bile entraîne un défaut d'absorption de la vitamine K.

La vitamine K joue un rôle essentiel dans la formation hépatique de la prothrombine, et donc dans le mécanisme de la coagulation sanguine. Elle élève rapidement le taux de la prothrombine sanguine en cas de besoin.

Cette vitamine K existe surtout dans les feuilles vertes, plus rarement dans les fruits. On la rencontre dans le chou et les épinards, tomates, feuilles de châtaigniers, les pousses d'avoine et l'orge germée (les *Céréales germées* des homéopathes), l'huile de soja, la farine de poissons putréfiés, le foie de porc et toute une série de produits végétaux et animaux, tels que : beurre, blé, carotte, chou de Bruxelles, chou-fleur, fanes de betteraves et de carottes, feuilles de noisetier et de marron d'Inde, et en général toutes les feuilles vertes, *foie, fraise,* fromage gras, graisse de foie de porc et de poulet, lait, maïs, œuf, ortie, pois, pommes de terre, riz brut, rognons de veau, saindoux frais, etc. (Pommier). Et, en général, dans tous les tissus animaux et les viandes.

5. Avitaminose K

Les besoins quotidiens de l'homme sont d'environ 1 mg.

— **Chez l'animal,** on a pu réaliser une avitaminose K expérimentale en créant une fistule biliaire chez le rat. Et en nourrissant le bétail avec du trèfle avarié : c'est la maladie du mélilot gâté. Cette affection a provoqué la découverte des dérivés de l'hydroxycoumarine et de leur pouvoir anticoagulant dû à une action anti-vitamine K.

— **Chez l'homme :** comme chez l'animal, il n'existe pas de carence d'apport. Les accidents hémorragiques par avitaminose K sont secondaires soit à des troubles de la résorption, soit à une carence d'utilisation. Il faut y ajouter les cas particuliers que sont la *maladie hémorragique néo-natale* et les *traitements anticoagulants par les Dicoumarols,* ou les *traitements* par antibiotiques de longue durée qui détruisent la flore intestinale.

6. Indications thérapeutiques

On peut observer des troubles d'avitaminose K, et y remédier souvent, chez des malades atteints de :

Ictères par rétention, certaines hépatites graves avec hémorragies, dans certaines affections intestinales (malabsorption, sprue), dans les rétinites hémorragiques des cardio-rénaux et toutes les hémorragies.

Pommier, comme toujours, donne une liste complète des indications thérapeutiques de la vitamine K :

Avant les accouchements, athrepsie, cancer, céphalématome, cirrhoses, colites ulcéreuses, coqueluche, diarrhée épidémique du nouveau-né, dysenterie, engelures, fièvre typhoïde, hépatites ictérigènes, hématémèses, hématuries, *hémorragies du nouveau-né,* hémorragies utérines, ictère du nouveau-né, ictères par rétention, insuffisance hépatique, lèpre, méléna, purpura, rachitisme, rectocolite hémorragique, rhumatisme articulaire aigu, rétinite hémorragique, scorbut, sprue, strophulus, toxicose du nourrisson...

Ajouter *toutes les hémorragies* médicales et chirurgicales, hémophilie, blessures, préparation aux interventions sanglantes, troubles de la coagulation sanguine, etc.

Mais, la principale manifestation de l'avitaminose K est la *diathèse hémorragique des nouveau-nés* (méléna, hémorragies intracrâniennes, céphalématome, hémorragies ombilicales, gastriques, rénales, vaginales, cutanées, nasales...), où le taux de prothrombine est parfois considérablement diminué.

Certains discutent cependant le traitement de la maladie hémorragique du nouveau-né par la seule vitamine K. Des hémolyses peuvent s'ensuivre. Les transfusions sanguines semblent plus indiquées. Le mieux est encore de combiner harmonieusement ces deux traitements, en se rappelant que chaque cas diffère d'un autre.

7. Posologie

— **La vitamine K_1**, la plus employée, est présentée sous les formes de comprimés, gouttes et solutés injectables. Mais il faut conserver les gouttes orales à l'abri de la lumière. On trouve même des suppositoires dosés à 100 mg. Les comprimés sont dosés à 5 mg chez Delagrange, à 10 mg chez Roche et à 2 mg chez Bailly (Bilkaby).

La voie injectable est contre-indiquée chez le nouveau-né et le nourrisson. Les accidents hémolytiques signalés chez le nouveau-né avec le facteur K synthétique n'ont pas été signalés avec la vitamine K_1 naturelle (Delagrange). L'injection intramusculaire de vitamine K_1 Roche a pu entraîner, très exceptionnellement, une réaction à type de sclérodermie localisée autour du point d'injection. Mais c'est tout à fait exceptionnel.

— **La vitamine K_3** (K - Thrombyl) est présentée en gouttes (XV gouttes = 1 mg), et en ampoules de 1 ml dosées à 50 mg. La posologie usuelle est de XX à CL gouttes par jour, ou de 1 à 2 ampoules quotidiennes.

Bien prescrite, il n'existe *pas d'hypervitaminose K,* du fait que la vitamine K_1 est, par elle-même, dénuée de toxicité. En cas d'urgence, il est possible de l'administrer par voie intraveineuse lente, mais il est conseillé d'utiliser le plus souvent l'injection par voie intramusculaire ou la perfusion.

L'emploi de la vitamine K_1 en pré-opératoire constitue un excellent moyen de **prévention des accidents hémorragiques** qui vient compléter l'action des produits angio-protecteurs classiques. Cette prévention par la vitamine K_1 est indispensable chez les *éthyliques* et la plupart des malades atteints d'une affection hépatique. Une posologie de 20 à 50 mg par jour est suffisante.

Chez les nouveau-nés (et surtout chez les prématurés) la vitamine K_1 (phylloquinone) présente l'avantage d'être efficace à doses extrêmement faibles (1 à 3 mg par jour *per os*), et d'être dans ces conditions absolument dénuée de toute toxicité, contrairement aux ménadiones (vitamine K_3) utilisées précédemment dans les mêmes circonstances (Leboulanger).

On peut ainsi, d'après Casamitjana, distinguer deux ensembles de pathologies, l'une réagissant à la vitamine K, l'autre pas :

Dans le premier groupe, il peut s'agir :

— d'avitaminose intestinale dont la cause la plus fréquente est la destruction de la flore intestinale par les antibiotiques (prescrire Ultraflore) ;

— de carence d'absorption par défaut de bile (ictère par rétention, fistule biliaire) ;

— d'une avitaminose K médicamenteuse : les dérivés de la Phénylindamédione et du Dicoumarol sont des antagonistes de la vitamine K, d'où leur utilité comme anticoagulants. Leur effet est réversible par l'administration de vitamine K.

Le deuxième groupe correspond aux troubles ne réagissant pas à l'administration de vitamine K.

Ils sont dus, le plus souvent, à une déficience du parenchyme hépatique (cirrhose, hépatite), exceptionnellement à des hémopathies ou à des anticoagulants circulants.

L'action de la vitamine K dans le traitement de l'insuffisance hépatique est actuellement très discutée et, pratiquement, la seule indication utile d'une vitaminothérapie K reste *l'hémorragie aiguë chez le nouveau-né.*

La vitamine K est habituellement bien tolérée et atoxique. Mais il ne faut pas oublier qu'elle est coagulante, et qu'elle peut favoriser la formation de caillots dans les vaisseaux, et leur obturation. Elle est donc à proscrire chez les hypertendus et chez tous les malades où il faut fluidifier le sang (artérites, phlébites, ictus, infarctus, gangrène, thromboses, embolies, coronarites, etc.).

LA VITAMINE L_1

Voir **Vitamine B_9**

LA VITAMINE L_2

Voir **Vitamine B_{12}**

LA VITAMINE O

Voir **Vitamine B_{11}**.

LA VITAMINE M

Ou *stigmastérol.*

Elle a été longtemps confondue avec la vitamine B_9 ou vitamine L_1, parce que très proche. Elle est normolipémiante. C'est un produit dérivé des sitostérols.

Par son stigmastérol **c'est la vitamine anti-raideur.** Mais elle n'est pas très connue ni utilisée en thérapeutique courante. Seuls quelques auteurs la mentionnent sans beaucoup en approfondir l'étude ni s'y étendre. Elle n'est pas commercialisée en France.

1. Origine

On la trouve dans les feuilles de bette, betterave, céleri, chou frisé, crème de lait, endive, mélasse de canne à sucre, navets, pissenlits, etc. *(Dictionnaire pratique de pharmacologie clinique).*

2. Indications thérapeutiques

On peut trouver l'avitaminose M dans les cellulites inflammatoires post-phlébitiques, coxarthroses, croissances retardées, hypotonie musculaire, névralgies cervico-brachiales, sciatiques, sclérodermie (vitamine B_{10} ou H_2), spondylose rhizomélique (Pommier), et dans les hyperlipidémies (B.I.A.M.).

Pour *The Merck Index,* elle serait insoluble dans l'eau, soluble dans les solvants organiques usuels. On l'isolerait habituellement d'un mélange de phytostérol de soja ou de fève de Calabar.

LA VITAMINE N

Ou *acide thiotique* ou *lipoïque*.

Encore très mal connue, on pourrait la considérer comme une *vitamine dépurative* et de drainage de certaines affections. Elle serait aussi antitoxique.

1. Description

Par son acide thiotique ou lipoïque, elle est antipyruvique, c'est-à-dire que, tout comme la vitamine B_1, elle aide à drainer les encrassements organiques provoqués par des régimes trop riches en glucides.

Elle semblerait indiquée dans les polynévrites (en particulier chez les éthyliques et leurs cirrhoses), les diabètes avec acidose, et bien entendu les hyperlipidémies.

2. Indications thérapeutiques

Certains la conseillent donc dans les désintoxications alcooliques et hépatiques, certaines paralysies et certains troubles gastro-intestinaux (ptose, fermentations, rétention, engorgements...).

Pour *The Merck Index,* la vitamine N (ou acide thiotique) est un sel de sodium, extrait des micro-organismes animaux et végétaux. Ce serait un facteur de croissance pour beaucoup de bactéries et de protozoaires. Pratiquement insoluble dans l'eau, soluble dans les graisses, il en existerait néanmoins un sel de sodium soluble dans l'eau. Certains l'emploient dans les dysfonctionnements hépatiques, les nécroses cérébrales, et les empoisonnements par champignons amanites phalloïdes.

La vitamine N n'est pas commercialisée en France.

LA VITAMINE P

Ou *rutine*. Elle est très proche de la vitamine C_2 (esculoside avec laquelle certains la confondent), et de la vitamine K (ménadione), car toutes trois sont **anti-hémorragiques, et soignent la fragilité capillaire.**

A noter cependant que la vitamine K serait plutôt anti-hémorragique et les vitamines C_2 et P les médicaments des capillaires sanguins, de leurs fragilité, hyperperméabilité, friabilité, des ecchymoses spontanées ou provoquées par la moindre cause, et de ce que l'on appelle dans le langage courant, **les médicaments des bleus.**

1. Description

Elle a été distinguée dans le paprika (le piment) et le jus de citron, entre autres.

Cette vitamine P (encore appelée citrine ou hespérédine) est un flavone hydrosoluble. Elle diminue la perméabilité des capillaires sanguins et joue un rôle dans certains états hémorragiques, certains purpuras, et dans les ascites cirrhotiques. Il n'existe pas de carence humaine connue.

2. Origine

Ses principaux dérivés sont :

— **La rutine** (ou rutosine), extraite du tabac et du sarrasin. On la prépare aussi par voie synthétique. La rutine existe aussi dans les feuilles de pensée, laitue, rue...

— **L'hespérédine,** dans l'orange et le citron.

— **L'épicatéchine,** dans l'acacia catechu, abricot, amande, écorce du chêne, noix de kola.

— **La phloridozine** (ou phloridizine), dans les racines de cerisier, de poirier et de pommier.

— **La leucocyanidol,** dans les pellicules de graines d'arachides.

Certains y rattachent aussi l'esculoside, tirée de l'écorce du marron d'Inde, que d'autres considèrent à part, comme une vitamine C_2.

3. Indications thérapeutiques

Les substances vitaminiques P sont indiquées dans les cas qui paraissent s'accompagner d'une diminution de la résistance des capillaires, avec hyperperméabilité de leur paroi et risque de rupture vasculaire, tels les hypertensions avec éruptions pétéchiales, les accidents vasculaires cérébraux, les rétinopathies diabétiques, les purpuras avec abaissement de la résistance vasculaire, les capillarites, les hémorragies rétiniennes et sous-conjonctivales...

On peut aussi les employer préventivement lorsqu'on redoute des états hémorragiques par fragilité ou hyperperméabilité capillaire.

En outre, la vitamine P est indiquée dans les œdèmes trophiques tels que : séquelles de phlébites, varices, cellulite...

Comme toujours, Pommier en a donné un tableau très complet :

Arthrite, ascite cirrhotique, choc opératoire, dermatoses gynécologiques, ecchymoses, eczéma, épistaxis, érythème noueux, érythrodermies, exsudations séreuses, glaucome, hémophilie, hémoptysies, toutes hémorragies, hydarthroses, hypertension (prévention des accidents vasculaires), insuffisance hépatique, iritis, maladie de Basedow, ménopause, myxœdème, opérations chirurgicales (avant, pour favoriser la coagulation), péritonite, phlébite, pleurésie, polyarthrites chroniques, psoriasis, prurit, purpura hémorragique, rétinites, rhumatismes inflammatoires, scorbut, ulcères variqueux.

4. Posologie

La posologie quotidienne habituelle de la *rutine* est de 80 à 100 cg ; celle de l'esculoside de 2 à 5 cg.

Dans les cas urgents et aigus, on peut en faire 50 mg à 1 g en I.V.

Dans les cas chroniques ou à titre préventif (familles prédisposées), on la donne en comprimés dosés à 20 mg de rutine, d'ailleurs souvent associée à d'autres vitamines telles que : *rutine* et ses dérivés, solurutine, rutascol, rutovincine, citroflavonoïdes, rutoside, esbériven, vincarutine, hémoluol, 1000 CPK, etc.

La rutilémone est dosée à 50 mg par comprimés.

Il n'y a pas d'hypervitaminose P.

LA VITAMINE PP

Voir **Vitamine B_3**.

*

* *

Dans cette première partie, nous venons d'essayer de résumer aussi clairement que possible des opinions souvent divergentes quant à nos connaissances actuelles sur les vitamines. C'est une sorte de mise au point et de bilan.

D'autres vitamines sont en cours d'étude et d'expérimentation dans tous les laboratoires de notre planète ; c'est dire qu'il est infiniment probable que l'on découvrira encore d'autres vitamines, et que notre étude sera forcément incomplète et dépassée d'ici quelques années.

Mais quand sera-t-il possible d'établir un bilan complet et définitif sur ce sujet des vitamines... dont on ignorait pratiquement tout au début du siècle ?

En attendant, la deuxième partie de cet ouvrage va être consacrée aux applications pratiques et aux indications thérapeutiques des vitamines en médecine courante actuelle.

A ce sujet, une constatation troublante s'impose car, comme l'écrit le docteur Pommier, *à mesure qu'elle se développe, la science moderne confirme l'empirisme intelligent des Anciens, fruit de remarques et d'observations accumulées au cours des générations qui se sont succédé, et dont nous sommes issus.*

C'est pourquoi nous emprunterons le titre du chapitre qui va suivre au docteur Leboulanger, dont le travail sur les vitamines actuellement commercialisées en France est tout à fait remarquable. Il nous a paru bon, après l'étude des diverses vitamines actuellement connues, d'avoir un aperçu sur le régime vitaminique de la vie moderne, de ses besoins, ses carences... En les étudiant, il sera ainsi plus facile d'y remédier et d'en éviter les conséquences pathologiques qui, malheureusement, sont devenues courantes en notre époque actuelle.

DEUXIEME PARTIE

l'utilisation thérapeutique des vitamines

VITAMINES ET VIE MODERNE

Les excès ou déséquilibres alimentaires, les régimes restrictifs de ceux (ou plutôt et surtout de celles qui veulent maigrir), l'extension de l'alcoolisme et du tabagisme, l'accumulation des nuisances et des stress de toutes sortes, la perturbation des cycles naturels de repos et d'activité, de travail et de loisirs... sont autant de caractéristiques d'une vie moderne qui se traduit, pour un certain nombre d'individus, par un symptôme unique : « *la fatigue pathologique* ».

Cette étude des différentes vitamines, l'importance de leurs fonctions sur le plan métabolique, la fréquence des précarences, amènent à penser qu'elles sont un traitement logique dans toutes les asthénies de cause indéterminée. Elles ont, en outre, l'avantage d'être pratiquement dénuées de toute toxicité : « *Primum, non nocere* » (Avant tout, ne pas nuire).

L'importance des vitamines a été mise en évidence depuis le début du XXe siècle, ce qui est relativement récent, à la suite des guerres, captivités, rationnements et privations de toutes sortes, qui ont été imposés aux humains.

Non pas qu'au Moyen Age, par exemple, il ne se soit pas produit de tels syndromes de carence : les famines et leurs cortèges d'épidémies sont encore présents dans toutes les mémoires et dans tous les manuels d'histoire, encore que l'on ait tendance à en rajouter pour des raisons qui ne sont pas médicales ! Mais comme on ignorait tout des syndromes de carence, on les subissait simplement, sans pouvoir les approfondir...

Quand l'abondance revenait, tout rentrait dans l'ordre automatiquement, pour les survivants. Car l'homme vivait alors très près de la terre et de ses produits naturels.

Aujourd'hui, quand l'abondance revient, chaque producteur, loin de s'en réjouir, commence par se lamenter du fait que les prix des produits agricoles baissent ! Et on assiste à des actes incohérents, tels que la destruction de produits alimentaires plutôt que de baisser leurs prix ! Plutôt que de les voir mis en abondance à portée de toutes les bourses, y compris des plus modestes ! Plutôt que de les voir consommer abondamment par tous ! Plutôt que de les offrir aux hôpitaux, dispensaires, soupes populaires, ou œuvres de charité de toutes sortes (petits frères ou petites sœurs des pauvres, Armée du salut, bureaux de bienfaisance, etc.). Sans oublier certaines parties du tiers monde, dont on nous rabache sans cesse aux oreilles qu'on y meure de faim... Alors, que penser de tout cela ?

Notre vie citadine et industrialisée nous a éloignés de la terre, de son bon sens et de ses produits naturels bon marché. Il y a bien le rêve de tout citadin, encore ancré au plus profond de nos cœurs de fils de paysans, de s'évader le dimanche et d'aller à la campagne, respirer un peu d'air pur et, lorsque cela est possible (mais n'est-ce pas un luxe ?), d'aller s'amuser dans son petit jardin, dont on est si fier, et dont on déguste jalousement les produits naturels...

Un homme d'Etat intelligent avait prôné jadis les jardins ouvriers : en existe-t-il beaucoup à l'heure actuelle ?

Et c'est ainsi que les avitaminoses plus ou moins frustres se révèlent actuellement, en plein XXe siècle, dont sont responsables avant tout les prix forts des fruits et des légumes, les industrialisations alimentaires, et les mauvaises habitudes qui éloignent des crudités : abus du classique bifteck-pommes frites, de la charcuterie, des compotes et des conserves, des aliments soi-disant raffinés, de l'usage excessif de la cocotte-minute, des plats tout prêts...

Dans l'étude des vitamines que nous avons faite, on remarquera l'importance des céréales entières : or les Asiatiques se nourissent beaucoup de riz décortiqué, et les blancs mangent du pain trop blanc, c'est-à-dire du blé épuré de son son. Sans parler des rares fruits que l'on consomme après les avoir soigneusement pelés et épluchés, oubliant que bien des vitamines se trouvent dans la pelure du fruit... et aussi certaines substances anti-toxiques, d'ou le vieux proverbe : *« Pèle la pèche à ton ennemi, et la poire à ton ami. »*

Il faut dire et répéter, il faut savoir et faire savoir qu'il y a très peu de vitamines, pour ne pas dire plus du tout, dans la majeure partie des conserves alimentaires animales et végétales, le sucre raffiné, le lait bouilli, ou même simplement pasteurisé ou stérilisé, le chocolat, le riz décortiqué et glacé, les huiles végétales raffinées, la margarine, les extraits de viandes et les bouillons concentrés, les farines trop purifiées (et le pain blanc et les pâtes alimentaires qui en sont issus), les vins à bon marché (souvent plus ou moins synthétiques)...

Déjà, une réaction heureuse se produit : certains mangent du pain complet, peut-être pas uniquement par snobisme ; d'autres réapprennent à aimer la soupe, qui devrait être, comme jadis, l'eau de cuisson des légumes qui absorbe les vitamines des légumes lorsqu'ils cuisent ; certains même commencent à s'apercevoir qu'un lait cru et glacé, ou un jus de fruit frais, sont plus rafraîchissants qu'une boisson alcoolisée...

La vogue des produits naturels est une saine réaction contre les légumes et les fruits artificiels que l'on nous fait manger, car les engrais chimiques les transforment, les déforment et les tuent. Dans un but lucratif, on ne se préoccupe souvent que de leur poids et de leur aspect extérieur. De ce fait, ils manquent de vitamines et d'oligo-éléments ; n'importe qui peut faire la différence entre la compote faite avec de belles pommes achetées bien chères, et celle faite avec de vulgaires pommes à cochons, pas très appétissantes, ni très belles à voir, qui se perdent dans les pâtures de nos campagnes.

Les premières (les belles pommes bien chères) donnent une compote aqueuse... et sans goût ; les deuxièmes (les vilaines pommes à cochons) donnent une compote bien épaisse et bien appétissante avec un vrai goût de pommes du terroir. Les premières sont gorgées d'eau et d'engrais, les deuxièmes sont des fruits naturels et consistants, bourrés de vitamines, surtout si on ne les épluche pas...

C'est ainsi que nos aliments modernes sont trop souvent gonflés mais déséquilibrés, et nous aussi qui les mangeons (Pommier).

Et cela est valable également pour les volailles, les œufs, la viande, les laitages... Il y a là un risque certain, auquel s'ajoute celui des « améliorants chimiques », des colorants non moins chimiques, et des produits toujours chimiques employés à tort et à travers pour que « *cela se conserve* » !

Il faut savoir aussi que souffrent plus particulièrement de la chaleur, de la cuisson à l'eau et à la friture, d'abord la vitamine C (la plus sensible de toutes), puis les vitamines B_1, A, B_2, D, E...

Les fruits et les légumes s'oxydent très vite à l'air et perdent les 3/4 de leurs vitamines lors de leur transport et de leur exposition dans les devantures et sur les marchés, en particulier les vitamines E et D qui sont détruites par la lumière et l'oxydation.

En général, une alimentation équilibrée et variée, selon les saisons, riche en crudités et en produits frais, apporte à l'organisme les vitamines dont il a besoin. Cependant, il existe des aliments dits « *anti-vitamines* » dont il vaut mieux ne pas trop user : maïs, poissons crus, blancs d'œufs crus, alcool, vin consommé en trop grande quantité (plus d'un litre par jour) surtout s'il n'est pas de bonne qualité et s'il s'agit de personnes sédentaires. A noter que les vins synthétiques sont soi-disant interdits en France, où l'on a de la vigne en abondance. Mais il est quand même plus prudent d'acheter son vin directement chez le producteur, ou chez des commerçants réputés et que l'on connaît, sans passer par des intermédiaires, qui n'ont que trop tendance à le trafiquer.

De véritables avitaminoses peuvent être dues à un défaut d'absorption digestive, tels : les **colites chroniques,** l'absence de suc gastrique ou achylie qui souvent entraîne l'anémie de Biermer, les **abus d'antibiotiques** qui détruisent la flore intestinale nécessaire à l'assimilation des vitamines, les **contraceptifs oraux** (la pilule augmente le taux de la vitamine A mais diminue ceux des vitamines B_6, B_9, B_{12} et C), l'**alcoolisme** et sa cirrhose, l'**aspirine** qui elle aussi peut provoquer à la longue une véritable cirrhose du foie, le **tabac** qui détruit la vitamine C (c'est pourquoi beaucoup de fumeurs ont des dents de scorbutiques), et certaines restrictions alimentaires inconsidérées, tels des traitements restrictifs imposés aux obèses, ou suivis spontanément par certaines personnes désirant se faire maigrir, qui diminuent ainsi les taux de leurs vitamines.

Certains remèdes allopathiques sont également des antivitamines, et réciproquement : tels l'acide salicylique et ses dérivés (aspirine, salicylates...) qui sont des anti-vitamines B_5, le pyramidon et le rimifon (ou isoniazide) qui sont des anti-vitamines B_6, les sulfamides qui sont des anti-vitamines I, et en général tous les antibiotiques qui perturbent la flore intestinale, indispensable pour l'assimilation des vitamines, l'huile de ricin, etc., sans oublier la dicoumarine et ses dérivés (encore appelés anti-vitamine K), ainsi que la cortisone et tous ses dérivés (A.C.T.H., etc.) que l'on emploie d'ailleurs pour neutraliser toutes les hypervitaminoses.

Certains traitements antidiabétiques font baisser le taux de vitamines B_{12} ; d'autres traitements anticonvulsifiants font baisser les taux des vitamines B_9, B_{12}, D et K. Les stupides régimes restrictifs des femmes enceintes, sous prétexte de les empêcher de grossir (!), perturbent l'évolution normale de la grossesse et surtout l'épanouissement du fœtus qui a besoin de toutes les vitamines pour se développer et finalement aboutir à un beau bébé.

Il faut enfin ajouter à ce sujet que **rien ne remplace le lait maternel.** Toute maman qui le peut devrait donner un bon départ dans la vie à son bébé en le nourrissant au moins un mois ou deux.

Au moins, car il faut savoir que très peu de laits animaux ont la même formule que le lait humain. On cite le lait d'ânesse... et encore ! Par ailleurs l'écrémage du lait fait disparaître les vitamines liposolubles, et les radiations du spectre visible à la lumière solaire détruisent une proportion plus ou moins importante des vitamines A, B_6, C et surtout B_2. Un bébé que sa maman ne peut nourrir doit absorber, dès sa naissance, un complément de vitamines que seul le pédiatre est en mesure de doser (Adégic, Hydrosol polyvitaminé, Uvestérol, etc.). Les conditionnements en verre ambré antiradiations, ou en carton doublé de polyéthylène protègent le lait de l'action de la lumière dans les longueurs d'ondes nocives. En tout cas, ajouter chaque jour quelques gouttes de jus frais d'orange ou de raisin dans la ration du poupon non nourri par sa maman au sein maternel, ou comme dans l'ancien temps au sein d'une nourrice.

En outre, sans vouloir faire des vitamines une panacée universelle, capable de guérir toutes les maladies, il convient toutefois de rappeler que les vitamines occupent actuellement une large place dans la pharmacopée moderne, dont elles forment une branche thérapeutique importante.

La satisfaction des besoins quotidiens ne permet pas de faire face à toutes les situations, et il est souvent utile, en prescrivant des produits dont la tolérance est la plupart du temps excellente, de disposer d'une marge de sécurité, dont peuvent dépendre une meilleure santé, et un accroissement de la résistance aux maladies.

Comme l'écrit si bien Roche (et ceci sera notre conclusion), les vitamines, tout comme les protéines, les sucres, les graisses, les oligo-éléments et les sels minéraux, sont nécessaires au bon équilibre de notre alimentation. Un régime varié, normal, les fournit souvent sans problème. Ces vérités d'expérience, que nos aïeules respectaient d'instinct en faisant leurs menus quotidiens, sont parfaitement valables pour les adultes en bonne santé, aujourd'hui surtout.

Mais il faut savoir toutefois que certaines personnes ont des besoins particuliers, aussi bien en vitamines qu'en apports alimentaires. Un travailleur de force n'a pas les mêmes besoins alimentaires qu'un employé de bureau sédentaire. C'est le cas aussi des femmes enceintes, des enfants en pleine croissance, et des personnes âgées qui négligent souvent leur alimentation. C'est aussi celui des organismes qui supportent régulièrement des effets néfastes : tabac et alcool entre autres.

Il convient, dans chacune des circonstances où l'on pense qu'un régime alimentaire est peut-être déséquilibré, de demander l'avis du *médecin de famille,* comme dans le bon vieux temps. Mais, hélas ! cette race de médecin de famille se perd de plus en plus, devant le nombre toujours croissant des spécialistes, qui n'ont pas forcément une vue d'ensemble sur l'état d'un organisme sain ou malade.

Nos vieux médecins de famille appliquaient souvent ce vieux précepte : « *Il vaut mieux prévenir que guérir* », et il était d'usage d'aller les voir chaque année pour faire un bilan. S'ils le jugeaient bon, ils demandaient l'avis d'un spécialiste, mais c'étaient eux qui décidaient en dernier ressort de l'opportunité d'un traitement ou d'une opération, en se souvenant toujours qu'il n'y a pas des maladies, mais des malades, et que chaque cas diffère du voisin.

QUELQUES EXEMPLES DE CAS QUI ONT LE PLUS BESOIN DE VITAMINES

— **Le tabac** ruine la santé. Il provoque en outre une déperdition de la teneur en vitamine C dans le sang. Les dents des fumeurs ressemblent souvent étrangement aux dents des scorbutiques (pyorrhée, puis déchaussement des dents, les gencives se mettent à saigner, les dents à branler et finalement elles tombent ; tout cela s'accompagnant d'une odeur putride et d'une haleine fétide).

Cette perte en vitamine C est d'autant plus fâcheuse que cette vitamine contribue à l'élimination des produits toxiques de l'organisme. Par exemple, les fumeurs sont plus sensibles que les autres aux complications grippales.

— **L'alcool :** l'absorption excessive d'alcool perturbe l'utilisation de l'acide folique (vitamine B_9 ou L_1) qui est anti-anémique, et des vitamines du groupe B_1 (aneurine, thiamine) qui aident à transmettre l'influx nerveux, et sont facteurs antinévritique et d'équilibre nerveux (polynévrite, fatigue cérébrale, dépression, perte de la volonté et abêtissement).

De plus, l'absorption excessive d'alcool s'accompagne souvent d'un régime alimentaire insuffisant et déséquilibré, d'où moindre résistance aux infections de toutes sortes.

— **Les enfants** ont un besoin tout particulier des vitamines de la croissance (A) et antirachitique (D), entre autres. C'est entre 6 et 18 mois que le besoin se fait le plus impérieux, du fait que l'enfant ne vit plus sur les réserves en vitamines que sa mère lui avait données en le mettant au monde et en le nourrissant au sein. Demandez toujours au médecin de famille un régime équilibré en vitamines, particulièrement pour les tout petits qui ne sont pas nourris au sein.

— **Les personnes âgées,** du fait de leur manque fréquent d'appétit, du mauvais état de leurs dents ou de l'insuffisance de leurs sucs digestifs, ont souvent une alimentation déficiente. Elle se traduit souvent par une carence en vitamines B et C. Certains diététiciens recommandent pour eux le hachis parmentier, car il leur apporte, sous une forme facile à absorber, à la fois les vitamines C, E, K contenues dans les légumes, et les vitamines A, B, D qu'apportent la viande, le lait, le fromage et le beurre (Roche).

— **Les femmes enceintes ou qui allaitent** ont besoin d'un plus grand apport vitaminique, et aussi de plus de calcium ; sinon on voit, comme cela est malheureusement fréquent chez les jeunes mamans, les cheveux tomber, les dents se carier et les ongles se casser. C'est la vitamine D qui est la plus importante pour elles, mais sans oublier les vitamines A, B_1, B_6, B_9, B_{12} et C, car l'enfant les puise directement dans les réserves maternelles.

— Enfin **les contraceptifs oraux** ne sont pas sans danger. Selon certains la pilule augmenterait le taux de la vitamine A, mais diminue à coup sûr ceux des vitamines B_9, B_{12} et C. Et on ne sait encore pas tout sur ce sujet, qui est encore d'étude récente ! A la longue, la pilule entraîne des perturbations de la formule sanguine (anémie) et compromet la défense de l'organisme contre les infections de toutes sortes et contre les dépressions nerveuses (B_6) (voir plus loin « Les vitamines et la pilule anticonceptionnelle »).

— **Les traitements prolongés par antibiotiques** détruisent la flore intestinale indispensable pour l'assimilation des vitamines. C'est tellement évident qu'il est d'usage de prescrire des levures en même temps que des antibiotiques. Une forme qui nous plaît beaucoup est l'*Ultraflore* qui associe l'acide orotique (vit. B_{13}) aux levures.

L'acide orotique (ou vit. b_{13}) est une molécule de synthèse, précurseur des bases pyrimidiques et, à ce titre, des acides nucléiques. Il multiplie la prolifération de la flore intestinale utile (e. coli, lacto-bacilles, entérocoques...), hôtes habituels et indispensables du milieu intestinal. Cette action dynamique sur la croissance n'intéresse pas les germes pathogènes (candida albicans, staphylocoques et proteus...).

Les *levures ultra-hautes* (saccharomyces cerevisiae) sont des organismes vivants, antibiorésistants génétiquement, dont le procédé de dessiccation permet une reviviscence sur au moins 18 mois. Elles s'opposent à la prolifération des germes pathogènes (staphylocoques, proteus, candida albicans...).

Ainsi, avec Ultraflore qui les contient tous deux, on obtient une double action : accélération de la flore utile et freinage de la flore pathogène, ce qui donne évidemment une double sécurité.

A défaut : Ultralevure ou équivalents. Dans la levure de bière il y a pratiquement toutes les vitamines (1 cuiller à café dans un yaourt, chaque jour).

— **La diminution du nombre des globules blancs** relèvent de la vitamine B_4 (adénine) ; celle du nombre des **globules rouges** relèvent des vitamines B_9 (foldine) et B_{12} (cobalamine ou cobanzyme).

— **La diminution du nombre des lymphocytes** se traite avec la vitamine B_6 (bécilan).

— **La baisse du pourcentage des polynucléaires neutrophyles** se traite aussi avec la vitamine B_4 (adénine).

— **La perte de l'appétit** par la vitamine B_{11} (carnitine).

— **La diminution de la flore intestinale** par la vitamine B_{13} (acide orotique, Ultraflore).

— Pour plus de simplicité, il est recommandé dans les **anémies** de prescrire un traitement polyvitaminé.

N. B. : chez tout **enfant anémique** ou **anorexique,** penser auscorbut frustre ; s'informer de la nature de son alimentation ; rechercher le léger gonflement gingival et la douleur à la pression dans la partie inférieure du fémur (Pommier). Prescrire toujours la vitamine C, ou mieux une médication polyvitaminée (Alvityl, Hydrosol polyvitaminé, Uvestérol, Carencyl, Quotivit, Céréales germées, Survitine, ou tout simplement levure de bière). Quotivit OE et Survitine associent les vitamines aux oligo-éléments.

Quant aux **hypervitaminoses,** il faut savoir qu'elles restent exceptionnelles par voie buccale.

Lorsqu'elles sont décelées, il faut arrêter de suite le traitement vitaminique, et prescrire des dilutions homéopathiques de l'hypervitaminose. Par exemple . vitamine D : 5 CH (2 granules chaque jour) dans l'hypervitaminose D, ou bien, dans les hypervitaminoses K (sang trop épais, caillots, thromboses, phlébites, embolies, infarctus, coronarites...), on emploiera les anti-vitamines K (dicoumarols) ou l'un des nombreux anticoagulants qui existent en pharmacologie, sans oublier une dilution homéopathique de vitamine K (par exemple à la 5 CH) à action plus lente mais plus durable (2 granules chaque jour, loin des repas).

Dans certains cas suraigus, certains préconisent la corticothérapie parentérale (choc thiaminique de la vitamine B_1).

*
* *

Comme il est pratiquement impossible d'avoir toujours présentes en mémoire les indications particulières et thérapeutiques de chaque vitamine, il semble plus commode de prescrire des **médications polyvitaminées** simples et d'usage courant, telles que :

— Avant tout, la **levure de bière** qui contient presque toutes les vitamines.

— Les Hydrosols polyvitaminés (quelle qu'en soit la marque), Plurimétavit, Polytonyl, Quotivit... qui s'adressent aussi bien aux enfants, aux femmes enceintes et aux vieillards.

— Alvityl, Adégic, Uvestérol... : surtout pour jeunes enfants.

— Glutamag : retards scolaires, énurésie, dépressions...

— Carencyl, Plurifactor (défatigant), Vivactil : adultes, femmes enceintes surtout.

— Surelen, Vitanévril, Survitine (vitamines + oligosols) : surtout aux vieillards, aux sportifs surmenés...

— Pour les polynévrites, névralgies et malnutritions, les vitamines B : B Chabre, Bécozyme, Bénerva, Bétrimax, etc., et bien d'autres spécialités qu'il est impossible de toutes citer (voir les 2 500 pages du *Dictionnaire Vidal* !).

Une mention spéciale à la vitamine B_{12} (cobalamine, dibencozide) qui traite aussi bien les anémies que les douleurs (Dibencozan peut remplacer les opiacés dans les algies rebelles).

Certains laboratoires se sont spécialisés dans la vitaminothérapie ; en voici quelques-uns :

Adrian, Aguettant, Allard, Bailly, Bailleul, Bouchara, Byla, Chabre, Clin, Delagrande, Dulcis et Faure (yeux), Fournier, Lavoisier, Lemoine, Labaz, Meyer, Richard, *Roche*, Scientia, Théraplix, Toraude, etc.

Vous trouverez ci-après quelques indications thérapeutiques des vitamines. Mais il faut bien savoir qu'il est extrêmement rare qu'elles suffisent à elles seules pour traiter et guérir la plupart des maladies énumérées (mises à part évidemment celles qui ressortent uniquement des avitaminoses : scorbut, béribéri, pellagre...).

Par contre, elles aident et renforcent considérablement parfois les traitements allopathiques et homéopathiques de beaucoup de maladies, à titre de traitements d'appoint.

LES VITAMINES EN CARDIOLOGIE ET DANS LA CIRCULATION

Acroycyanose : A, B_1, B_3, B_{12}, C, D.
Angine de poitrine : B_1, B_3, E, I. Céréales germées, levure de bière dans yaourts.
Angiospasmes : B_3.
Angoisse cardiaque : B_1, B_6, E.
Aortite : B_1, E, P.
Apoplexie : C_2, K, P.
Artérite : E (augmente le périmètre de marche), B_3, J, F.
Arythmie : B_1, B_6, D, E.
Asystolie : B_1, P.
Athérome artériel : comme suivant.
Athérosclérose : polyvitamines, A, B_1, B_3, C, *E*, F, I, J, P, levure de bière, Carencyl, Hydrosol polyvitaminé, Quotivit, Nicyl, Solurutine...

Battements de cœur rapides : B_1, D. *La vitamine B_1 régularise le cœur* (Bévitine, Bénerva...), et la tension artérielle.
Bradycardie : A, B_1.
Bronchites cardiaques : A, C.

Cardialgies : B_1, B_2, C.
Cœur défaillant : B_1, B_{12}, C, I, J, P.
Coronarite : A, B_1, B_3, C, E, I, Céréales germées, levure de bière dans yaourts, Solurutine nicotique et Choline.
Couperose : B_3, E.

Endocardite : E.
Eréthisme cardiaque : B_1, D.
Ergotisme : B_1, B_3, C.
Extrasystole : B_1, B_6, D, E.

Fragilité capillaire : B_3, P (Solurutine nicotique), C_2.

Hémorragies cérébrales : C_2, K, P.
Hémorragies secondaires à un surdosage d'anticoagulants ou dérivés coumariniques encore appelés anti-vitamine K : *vitamine K_1* (prévention et traitement).

N. B. : en cas d'hémorragie sévère, le traitement d'urgence implique une petite transfusion de sang frais, ou l'injection de la fraction P.P.S.B. du plasma avant que ne se manifeste en 6 à 8 heures l'action antagoniste de la vitamine K_1. Les hémorragies moins graves cessent en général à l'administration de petites doses, d'autant plus recommandées qu'un surdosage en vitamine K_1 pourrait rendre le malade trop longtemps réfractaire au traitement anticoagulant (Roche).

Hypertension : A, B_2, C, C_2, E, I, J et aussi B_1.
Hypotension : B_1, Céréales germées, polyvitamines.
N. B. : la vitamine B_1 régularise la tension artérielle, comme elle régularise le cœur (Bénerva, Bévitine).

Ictus : C_2, K, P.
Infarctus : A, B, C, J (Solurutine, Choline).
Insuffisance cardiaque : B_1, B_{12}, C_2, I, J, P.
Insuffisance veineuse : A, B_1, C_2, E, P.

Maladie de Raynaud : B_1, B_3, C.
Myocardites : B_1, C, E.
N. B. : les vitamines associées B_1, B_6, B_{12} traitent les myocardites alcooliques et toutes les manifestations cardio-vasculaires de l'éthylisme à tous les stades, car ces 3 vitamines forment une synergie vitaminique au niveau du métabolisme intermédiaire des glucides, des lipides et des protides.

Opérations :
— *pour prévenir le choc opératoire :* vit. C,
— *pour prévenir les hémorragies :* vit. C_2, K, P,
— *pour prévenir les adhérences et les traiter :* vit. E.

Palpitations : B_1, C, D.
Péricardites : A, D.
Phlébites : A, C_2, E, P.
Purpura : B_3, E, K et, si scorbut même discret, ajouter : C et P.

Ramollissement cérébral : B_2, B_3, C_1 et C_2, E, K, P.

Sénescence vasculaire : A et E (Rovigon) : cette association a des effets favorables sur les phénomènes dégénératifs évoluant avec l'âge. C'est aussi le traitement adjuvant de l'athéromatose et de l'artériosclérose et de toutes les affections de la paroi vasculaire au cours de la sénescence et présénescence. C_2 et P (Solurutine nicotique associe B_3, C et P).

Tachycardie : B_1, C.
Thromboses :

— *thrombo-artérite* (comme artérite) : E et Antivitamines K,

— *thrombo-phlébites* (comme phlébites) : A, C_2, E, P et antivitamines K.

Troubles throphiques d'origine vasculaire et claudication intermittente : vit. E et A, comme précédemment à « sénescence vasculaire ». La vitamine E protège tout particulièrement les tissus d'origine mésodermique et surtout les vaisseaux (Leboulanger).

Varices : A, B_1, C_1 et C_2, E, P.

Rupture d'une varice interne (coup de fouet du mollet) : C_2, K, P.

Vaisseaux friables : B_1, B_2, C_2, E, K, P (Glucivit associe B_1, B_2, C, E, P), Solurutine nicotique (B_3, C, P), Nicyl....

N. B. : toujours se rappeler que la vitamine B_1 (Bévitine, Bénerva...) régularise le cœur et la tension artérielle.

LES VITAMINES EN CYTOLOGIE

De découverte toute récente, l'action de certaines vitamines en cytologie ouvre de larges horizons, actuellement encore à peine entrevus.

1. Diminution du nombre des globules blancs

En particulier, diminution du pourcentage des *polynucléaires neutrophyles.*

— La **vitamine B_4** (adénine) : elle est à employer dans les cas où des traitements prolongés par antibiotiques ou pyramidon ont eu une action néfaste sur les polynucléaires neutrophyles. Elle régénère et protège la formule blanche granulocytaire, et prévient les accidents hématologiques post-médicamenteux.

— La **vitamine B_6** (pyridoxine ou bécilan) : employée en cas de *diminution du pourcentage des lymphocytes.* Elle s'oppose aux effets métaboliques de l'isoniazide ou rimifon, employé dans le traitement de la tuberculose pulmonaire, et intervient dans le métabolisme des glucides, lipides et protides.

A noter que les radicelles de Vinis vinifera (vigne) en macération glycérolée à la 1re X régularisent la lignée blanche et doivent être prescrites lorsqu'il y a leucocytose et, plus spécialement, lymphocytose (docteur Tétau). Il semble alors évident qu'il y a intérêt à associer ces deux thérapeutiques.

2. Diminution du nombre des globules rouges

Deux vitamines sont déjà repérées à ce sujet : B_9 et B_{12}.

— La **vitamine B_9** (foldine), encore connue sous le nom de vitamine L_1, est spécifiquement active sur la maturation et la régénération des sérythrocytes.

— La **vitamine B_{12} ou L_2** (Cobolamine, Dibencozide, Docémine, Dibencozan, Cobanzyme, Héraclène, Indusil T, etc.) est indispensable à l'hématopoïèse normale. Elle est donc hématopoïétique et anti-anémique. On l'emploie déjà depuis longtemps dans le traitement de l'anémie de Biermer et dans toutes les anémies macrocytaires, en particulier après des opérations mutilantes du tube digestif (gastrectomies entre autres).

A noter que les bourgeons de Tamaris en macération glycérolée à la 1re X agissent sur la lignée rouge en stimulant la formation des hématies, et qu'on les emploie déjà dans les anémies hypochromes. Il semble alors évident qu'il y a intérêt à associer ces deux thérapeutiques en y ajoutant aussi du fer, qui représente un apport indispensable à l'édification de la molécule d'hémoglobine (ampoules buvables Fer CB_{12}).

N.B. : les vitamines B_6 et B_{12} agissent aussi sur la diminution des globules blancs et rouges. En effet, ces vitamines sont essentielles à l'élaboration des érythroblastes, des éléments blancs et des mégacaryocytes.

La vitamine B_{12} permet, de plus, la transformation de l'acide folique en acide folinique au niveau du foie (B_9).

C'est pourquoi on a intérêt à associer dans les anémies les vitamines B_6, B_9 et B_{12} (comme dans Carencyl).

3. Diminution de la flore intestinale normale

Par exemple, après antibiothérapie prolongée ou opérations mutilantes du tube digestif.

— **La vitamine B_{13}** (acide orotique : Ultraflore) multiplie la prolifération de la flore physiologique utile de l'intestin : e. coli, lacto-bacilles, entérocoques..., hôtes habituels et indispensables du milieu intestinal. Cette action dynamique sur la croissance n'intéresse pas les germes pathogènes (candida albicans, staphylocoques, proteus...). Au contraire, elle la freine.

D'où, par sa double action (accélération de la flore utile et freinage de la flore pathogène), la vitamine B_{13} offre une double sécurité.

Ultraflore l'associe avec des levures ultra-hautes (saccharomyces cerevisiae).

On pourrait rapprocher de ces actions celle de certaines vitamines dans les troubles cyto-bactériologiques des urines des lithiases rénales. Il faut savoir en effet que :

— La **vitamine B_6** agit sur le métabolisme de l'acide oxalique. La pyridoxine, en effet, favorise la transmission qui transforme l'acide glyoxylique en glycine, et permet ainsi de réduire les taux d'acide oxalique urinaire, diminuant ainsi les risques de *lithiase oxalique* (Pyridoxine Labaz, Bécilan...).

— La **vitamine B_{13}** (acide orotique) est un hypo-uricémiant par régularisation de la biosynthèse de l'acide urique et un hypocholestérolémiant. L'administration par voie orale d'Oroturic s'accompagne de réduction de l'uricémie et de la synthèse endogène des urates. De même, le cholestérol sanguin est abaissé. A prescrire donc dans la *lithiase urique* et l'*hypercholestérolémie*.

VITAMINES ET DENTS

Avitaminose dentaire : *C,* D et A.

Retard de la dentition de l'enfant : A, B_2, C et D (Adégic, Alvityl, Hydrosol, Uvestérol...).

Caries dentaires (surtout chez l'enfant) : A, B_3, C, D (Hydrosol polyvitaminé, Plurimétavit, Polytonyl, Quotivit... et comme *Retard de la dentition*).

Fistule dentaire : A, C, D.

Hémorragie dentaire :

— *Spontanée* (gencives saignantes : C, scorbut dentaire des fumeurs).

— *Secondaire à un choc, une opération :* C_2, K, P.

Névralgies dentaires : B_1, B_6, B_{12} (B Chabre, Bécozyme, Bénerva, Bétrimax...).

Pyorrhée : C (fumeurs), B_3, D.

Scorbut dentaire : C et P.

Stomatites et gingivites : A, B_1, B_2, B_3, C, D, K (levure de bière).

LES VITAMINES EN DERMATOLOGIE

1. Généralités

Certaines vitamines ont des propriétés cicatrisantes :

— La **vitamine A** (Arovit, Avibon) protège les épithéliums cutanés et muqueux, les phanères. Cicatrisant cutané, elle corrige les dyskératoses et hyperkératoses, l'ichtyose, traite les cheveux secs, ternes ou cassants, soigne les altérations onguéales (avec B_5) et agit sur la réparation et la cicatrisation des plaies.

— La **vitamine B_2** protège la peau et les muqueuses (Béflavine).

— La **vitamine B_5** (Bépanthène) est un régénérateur épithélial (dépigmentation). Elle stimule en outre la croissance des cheveux (avec B_8 = biotine), et corrige les troubles trophiques des ongles (avec A).

— La **vitamine C,** par ses propriétés anti-infectieuses, active la cicatrisation des plaies en les empêchant de suppurer ou, du moins, en limitant au minimum la suppuration (Vitascorbol, Laroscorbine), avec B_5 (défense anti-infectieuse) et A.

— La **vitamine B_8** (biotine) est indiquée dans toutes les dermites séborrhéiques. Associée avec B_5 (Bépanthène), elle fait repousser les cheveux et accélère la cicatrisation des plaies qui traînent (avec C et B_2).

2. Vitaminothérapie dermatologique

Abcès chauds : A, C. Après que l'abcès a été ouvert et vidé, on y ajoute D (soleil et huile de foie de flétan ou morue).
Abcès froid : C et D (cure hélio-marine, Berck).
Acné : A (Arovit, Avibon), B_2 (béflavine), B_3, B_5, B_6, B_8 (biotine), B_{12}, C, E, F et surtout levure de bière en cures prolongées + cures hélio-marines.
Acrocyanose : A, B_1, B_3, B_{12}, C, D, E (complexe B, Bécozyme, B Chabre).
Allergie : B_5, B_6, B_{10} (Collagénan).
Allopécies : surtout B_5 (Bépanthène) et B_8 (biotine) ensemble, et B_1, B_2, B_3, B_6, I.

Pour faire repousser les cheveux :

— *Traitement d'attaque :* mélanger dans la même seringue et injecter en I.M. ou I.V. une ou deux ampoules de Bépanthène et de biotine, 3 fois par semaine, pendant 1 ou 2 mois.

— *Traitement d'entretien :* 3 comprimés de Bépanthène et 3 comprimés de biotine par jour pendant 2 à 3 mois.

On peut y ajouter B_2 (Béflavine).

Brûlures : A, B_1, B_3, B_5 (Bépanthène), C, E (pommade Germidex et Néobiogaze).

Cheilites : B_2 (Béflavine), B_6 (Bécilan), levure de bière.
Chéloïdes : A, E.
Cheveux secs, ternes et cassants : A (Arovit, Avibon).
Cicatrisation et cicatrices retardées : A, B_5, B_8, C.
Cors aux pieds : A, B_1, B_2, D.
Crevasses : A, B_1, B_2 (levure de bière).

Dépigmentation : B_5, C.
Dermatites : B_3, B_{10}, C.
Dermites : B_3 (pommade Germidex).
Dermites séborrhéiques des bébés et des adultes : B_8 (biotine).
Durillons : A, B_3, C.
Déshydrose : B_5 (Bépanthène).
Dyskératoses : A (Arovit, Avibon).

Eczémas : A, B_2, B_3, B_5, B_6, B_8, C, D, E, F, pommades polyvitaminées.
Engelures : A, B_3, B_6, C, D, E (Stérogyl, Auxergyl, Uvestérol...), et pommades polyvitaminées.
Ephélides : B_1, B_3, C (Nicobion).
Erysipèle : C.
Erythème noueux : C, D, F.
Escarres : B_5 (Bépanthène).

Fissures des lèvres : B_2 (Béflavine).
Furoncles : A, B_1, C (levure de bière).

Gangrène : A, C_2, E, P.
Gelures : A, B_1, B_2, B_3, C, D, E (Hydrosol polyvitaminé, Uvestérol, Auxergyl, Stérogyl...), F.
Glossites : B_2 (Béflavine).

Herpès : B_1, B_3, B_5, B_{12}, C.
Hydarthrose : C_1, C_2, P.

Hydrocèle : idem.
Hyperkératose : A (Arovit, Arobon), B_3, C.

Ichtyose : A surtout, B_8, B_{10}, C, D.
Impétigo : A et E, B_1, B_2, B_3 (levure de bière), F.

Kératose : A, B_3, C (Nicobion en comprimés et en pommade B_3 = PP).
Enfants à peau rouge : A, B_{12}, D et, plus accessoirement, C_2, K, P.

Lichen : B_1, B_3, C (pâte acide Nicobion).
Lipomo : A et D (Auxergyl).
Lucite : B_5, B_6, B_{10} (Collagénan), B_3 (Nicobion comprimés et pommade).
Lupus : B_1, B_3, B_{12}, D, E (Nicobion, Ephynal).
Lupus tuberculeux : A, B_3, C, D.

Maladie de Darier : A.
Mélanoses, mélanodermies : B_1, B_3, B_5, B_8, B_{10} (levure de bière).

Ongles
— *Altérations* : A.
— *Troubles trophiques des ongles* : B_5.

Peau : A, C, B_3 (carottes râpées, levure de bière).
Peau sèche : A, F.
Pelade : B_5 (Bépanthène) et B_8 (biotine) ensemble, et complexe B (Bécozyme) et levure de bière.
Pellagre : avant tout B_3 (= PP = preventing pellagre), B_1, B_8, B_{10}, B_{12}, C (levure de bière et Nicobion).
Pemphygus : A, B_3, D.
Perlèche : B_2 (Béflavine) et C (B_2 C Lemoine).
Piqûres d'insectes : pour éloigner de soi les insectes, absorber la vitamine B_1 (Bénerva) qui est en partie éliminée par la sueur, et dont l'odeur déplaît aux moustiques, puces, poux, etc.
Pityriasis : A, B_2, D.
Plaies : A, B_5, B_8, C, D, E, K, P (pommades polyvitaminées, Hydrosol).
Plaies atones : B_5 (Bépanthène), F.
Plaies chirurgicales : idem.
Prurit : B_1, B_2, B_3, B_5, B_6 (Bécozyme), C, D.
Prurit vulvaire : E (Ephynal).
Psoriasis : A et D (Auxergyl) et B_1, B_2, B_3, B_{12} (B Chabre), F, I, P (levure de bière).
Pyodermites : A, B_8, B_{10}, C.

Radiodermites : B_1, B_2, B_3 (Nicobion), B_6, B_7, C_2, P (Complexe B Chabre, Bécozyme, Hydrosol polyvitaminé), F.
Rides : A (combat le dessèchement et la rugosité de la peau), B_1 (entretient la circulation cutanée), B_2 (combat le craquellement de la peau), C (maintient l'élasticité de la peau), fruits, yaourts, céréales germées, levure de bière..., pommades polyvitaminées.
Rougeole : C (Laroscorbine, Vitascorbol), A, D (jus de fruits pressés).

Sclérodermies : B_{10}.
Séborrhées : B_1, B_3, B_6, B_8 (biotine), B_{10}, B_{12} (Complexe B Chabre, Bétrimax, Bécozyme, levure de bière...).
Stomatites : B_2 (Béflavine), A, B_1, B_3, C, D, K (levure de bière).
Strophulus (prurigo) : B_1, B_3, B_6, K (levure de bière).
Sycosis : A, C.

Ulcère variqueux : A, B_1, B_5 (Bépanthène), C_2, E, P + bains de soleil de la jambe malade = vit. D, F.
Urticaire : B_3, B_6, C, D (levure de bière).
Urticaire solaire : B_3 (Nicobion comprimés et pommade), B_6, B_8, C.

Varicelle : C avant tout (Laroscorbine, Vitascorbol).
Varicosités : C_2, K, P.
Verrues : A, B_3, C (levure de bière).
Vitiligo : C, B_5 (Bépanthène), B_{10} (Paraminan), B_8 (biotine).

Zona : B_1, B_6, B_{12} (= Bétrimax) et B_3, C (levure de bière, Nicobion comprimés et pommade).

LES VITAMINES EN GASTRO-ENTEROLOGIE

Accidents digestifs de l'antibiothérapie : Complexe B (Bécozyme, B Chabre et surtout Ultraflore avec sa vitamine B_{13}).
Acétonémie : B_1, C (levure de bière).
Aérocholie : B_6, D (levure de bière).
Aérophagie : idem.
Alcoolisme : B_1, B_3, J.
Anaphylaxie alimentaire : B_3 et B_6 surtout, et A, B_1, B_{12}, C.
Anorexie : A, B_1, B_2, B_8, B_{10}, B_{11} (Carnitine), C, D (Céréales germées).
Anurie : B_6, E.
Athrepsie : A, B_1, B_3, B_{11} (Carnitine), C, D.
Auto-intoxication : B_1, C, I, J, P.

Bériberi : B_1 (Bénerva, Bévitine, Céréales germées).

Cholécystites : A, B_2, C, K, I.
Cholestérolémie : A, B_1, B_2, B_3, B_6, E, I, P, J (Méthicol), B_{13}.
Cirrhoses : A, B_1, B_2, B_3, B_6, B_{12}, C, D, E, J, K (levure de bière).
Etats pré-cirrhotiques : K_1.
Colibacillose : A, B_1, B_2, C.
Coliques hépatiques : B_2, B_6, C, K. | Voir *Lithiase biliaire* et *rénale*.
Coliques néphrétiques : B_6, E. |
Colites : complexe B (Bécozyme), en particulier B_5 (Bépanthène), et B_2 (Béflavine).
Congestion du foie : B_2, B_8, B_{10}, K.
Constipation : A, B_1, B_2, B_3, B_6, C, D, K. *Si atonie :* B_5 (Bépanthène).
Crampes d'estomac : B_6, D.

Dents avariées et cariées : A, B_3, C, D.
Diabète : E surtout (Ephynal), A, B_1, B_2, B_3, C, D.
Diabète insipide : E, D.
Diarrhées : A, B_1, B_2, B_3, B_6, B_8, B_{10}, D, K (levure de bière) et I, J si maladie cœliaque (Méthionine, Choline, Inositol).
Dysenterie : A, B_1, B_3, D, K.
Duodénite : A, B_6.
Dyspepsie : A, B_1, B_3.

Embarras gastriques : B_3, B_6, D, I, J (Méthionine, Choline, Inositol).

Entérite après antibiotiques : B_{13} (Ultraflore).
Entéro-colite :
— *Subaiguë :* Complexe B (Bécozyme) et B_1, B_6, B_{12} (Bétrimax).
— *Chroniques :* B_5 (Bépanthène), B_2 (Béflavine).
Ethylisme : B_1, B_6, B_{12} (Bétrimax), Complexe B (Bécozyme = association de Thiamine, Riboflavine, Nicotinamide, Dexpanthérol et Pyridoxine), K_1 (prévention et traitement des hypo-thrombinémies).

N.B. : *Test de Koller :* injection I.M. de 1 à 2 ampoules par jour de vitamines K_1 (Roche) pendant 3 jours. En cas d'hypothrombinémie, l'amplitude et la rapidité de l'ascension du taux de prothrombine rendent compte des possibilités de récupération de la cellule hépatique.

Fissures anales : B_5 (Bépanthène).
Flatulence : B_{13} (après antibiotiques = Ultraflore).

Gastralgie : B_3, B_6.
Gencives enflammées, gingivite : surtout C (Vitascorbol, Laroscorbine), et A, B_1, B_2, B_3, D, K, P (levure de bière).

Hémorragies digestives : C_2, K.
Hépatites : K_1.
Hoquet : B_2 (Béflavine).
Hyperchlorhydrie : B_6, D.
Hypothrombinémie : K_1, voir éthylisme.

Ictère : C surtout, et A, B_1, B_2, B_3, B_{12}, D, E, K, I, J (Méthionine, Inositol, Choline, Solurutine choline...).
Ictère des nouveau-nés : K_1.
Iléus paralytique post-opératoire : B_5 (Bépanthène).
Insuffisance hépatique : A, C, D, E, B_1, B_3, B_{12}, J, K... (Méthicol, Méthiofoline, Méthionine-inositol-choline...).
Insuffisance pancréatique : A, D.
Insuffisance testiculaire : E (Ephynal), B_1, B_2.
Intoxications alimentaires : polyvitamines, levure de bière.
Intoxications médicamenteuses : en particulier après antibiotiques :

— *Diminution du nombre des globules rouges :* B_6 (Bécilan), B_9 (Foldine), B_{12} (Cobanzyme, Docémine).

— *Diminution du nombre des globules blancs :* B_4 (Adénine, en particulier des polynucléaires neutrophyles), B_6 (chute du nombre des lymphocytes et des globules rouges = Bécilan) ; Carencyl associe entre autres B_6, B_9, B_{12}.

— *Altération de la flore intestinale* après traitements prolongés par antibiotiques : B_{13} (acide orotique = Ultraflore), et Oroturic = affections urinaires et rhumatismales par hyperuricémie (lithiase, goutte) et hypercholestérolémie.

— *Intoxications après chimiothérapie* (antibiotiques, isoniazide, sulfamides, sels d'or...) : B_3 ou PP (Nicobion).

Après pyramidon et rimifon, ajouter B_6 (Bécilan). Dans tous les cas : polyvitaminothérapie (hydrosols polyvitaminés, Alvityl, Quotivit, Survitine...), en insistant sur B_1, B_3, C (levure de bière), avec en plus des dilutions homéopathiques du médicament en cause.

Langue irritée : B_3 et C.
Langue noire : B_3.
Lithiase biliaire : A, B_1, B_3, B_6, B_{12}, C, D, E, I, J, K... (voir insuffisance hépatique).
Lithiase rénale : B_6 (Bécilan = oxalates), B_{13} (Oroturic = urates), E.

N.B. : surtout éviter la vitamine D dans les lithiases rénales, parce qu'elle est recalcifiante.

Méléna : C_2, K, P. Chez le nouveau-né, boire 1/2 à 1 ampoule de vitamine K_1 Roche dans un peu de jus de fruits pressés et froid chaque jour.

Œsophagite : B_6, D.

Pancréatite : B_{12}.
Porphirinurie : B_3.
Préparation aux interventions hépato-biliaires : K_1.
Prolapsus rectal : C_2, P.
Prolapsus utérin : A, B_3, E.
Ptose gastrique : A, B_1, B_2, E.
Pyorrhée : C (Vitascorbol, Laroscorbine), et voir gingivite.

N.B. : la vitamine C s'impose dans le scorbut dentaire des fumeurs.

Rectites : A, B_3, C_2, P (levure de bière).
Recto-colites :

— *Subaiguës :* Complexe B (B Chabre, Bécozyme).
— *Chroniques :* B_5 (Bépanthène).

Régimes alimentaires restrictifs ou déséquilibrés : Complexe B et polyvitamines.

Saturnisme ou coliques de plomb ou du miserere : B_1, B_3, C.
Sprue : Complexe B (B Chabre, Bécozyme).

Stéatoses : K_1, I, J, Complexe B.
Stomatite : A, B_1, B_2, B_3, C, D, K (levure de bière).
Surcharges hépatiques : I, J (Méthicol, Méthiofoline, Méthionine-inositol-choline).

Troubles digestifs des alcooliques : B_1, B_6, B_{12} (Bétrimax).
Troubles digestifs causés par les sulfamides : I.
Troubles digestifs causés par les antibiotiques : B_{13}.

Ulcères d'estomac : A, B_1, B_3, B_5, C, D, E, K.

N.B. : traitement d'attaque et cures d'entretien des ulcères gastro-duodénaux : A (jus de carottes, carottes râpées), C (oranges, citrons, pamplemousses pressés et sucrés au miel). Ou Arovit, Avibon, Laroscorbine, Vitascorbol, polyvitamines.

N.B. : les vitamines A et C ont des propriétés cicatrisantes, B_5 est un régénérateur épithélial parasympathomimétique, et B_2 (Béflavine) protège la peau et les muqueuses.

Vomissements acétonémiques : I et J (comme surcharges hépatiques).

LES VITAMINES EN GERIATRIE

Du fait de leur mode de vie et de leur alimentation forcément modifiée par leur mauvais état dentaire, les vieillards ont des carences vitaminiques plus ou moins frustres, mais auxquelles il faut sans cesse penser lorsqu'on installe une thérapeutique pour n'importe quel trouble du 3ᵉ âge. Voici quelques indications thérapeutiques vitaminées qui, nous le répétons ici comme ailleurs, ne remplacent pas un traitement de fond variable avec chaque affection. Ce n'est qu'une thérapeutique d'appoint.

Alopécie : B_5 (Bépanthène), B_8 (Biotine) et B_2 (Béflavine).
Artérite : E, B_3, P.
Artériosclérose : A, B_1, B_3, C, E, I, J, P (Méthicol, Méthionine-inositol-choline).
Athétose ou mouvements incoordonnés : B_1, B_6, D.
Arthrites, péri-arthrites, arthroses, névrites, polynévrites, lombagos, sciatique : Total B. L'association B_1 (Thiamine) + B_6 (Pyridoxine) + B_{12} (Cyanocobolamine) est une synergie antinévritique, antitoxique et antalgique.
Asthénie : la plupart des vitamines : A, Total B, C, D, E, etc., B_{10} (Paraminan) ; Glucivit (B_1 + B_2 + C + E + P) ; Carencyl (carences vitaminiques) ; Rovigon (A + C : baisse de l'activité et diminution du rendement physique et intellectuel) ; Quotivit et Survitine associent les vitamines aux oligo-éléments (indiqués dans les convalescences des 3ᵉ âges de la vie et dans les carences consécutives aux traitements par antibiotiques) ; Surélen (B_3 + B_6 + B_{12} + C) : épuisement physique et nerveux, corticothérapie. Alvityl et Uvestérol, Frubiose calcique (ostéoporomalacie)...
Athérome : polyvitamines A, B_1, B_3, C, E, I, J, P (levure de bière).

Bronchite des vieillards : A, C.
Bronchites chroniques séniles : ajouter B_5 et B_{10} (Paraminan est eupnéisant).

Cicatrisation des plaies, ulcères, brûlures : B_5.
Plaies atones : A, B_5, C, D, E, K, P (B_5 est un régénérateur épithélial).
Claudication intermittente : E.
Colites, entéro-colites : B_5 ; après antibiotiques ajouter B_{13} (Ultraflore).
Confusion mentale : B_1, C.

Constipation par atonie : B_5.
Convalescence : C.
Crampes : B_2 (Béflavine), B_5 (Bépanthène), B_1 + B_6 + B_{12} en association, Glucivit (B_1 + B_2 + C + E + P).

Démence précoce : B_1, B_3, C.
Dépression sénile : E et I.
Dyskératose sénile : A (Arovit).

Eczéma sénile : A, F, Total B, E, D, et B_{10} (Paraminan).
Etats infectieux : C (Laroscorbine, Vitascorbol), A.

Gangrène : A et E, anti-vitamine K, B_3, P (Nicyl, Solurutine nicotinique).

Héméralopie : A.
Hémiplégie : B_2, B_3, E, C_1, C_2, P.
Hémophilie : C_2, K, P.
Hémorragie cérébrale : B_3, C_2, P (et K si hémophilie).
Hypertension : A, B_1, B_2, C_1, C_2, E, I, J.
Hypotension : B_1, Céréales germées, polyvitamines.

N.B. : la vit. B_1 régularise la tension artérielle, et le cœur.

Incontinence d'urine : A, B_6, C, E.

Mémoire : B_1, B_3, C.

Névralgies : B_1 (Bénerva), Total B et l'association B_1 + B_6 + B_{12} (voir plus haut : Arthrites), Glucivit (B_1 + B_2 + C + E + P)...

Oppression : Paraminan (= B_{10}).

Prostate : A, B_6, C, E.
Prurit sénile : B_5, B_8, Total B, A, C, D et B_{10} (Paraminan).

Ramollissement cérébral : B_1, B_3, C_1, C_2, E, P.
Rhinite, goutte au nez : B_5.
Rhumatismes : voir Arthrites + Glucivit.

Sénescence vasculaire : A et E (Rovigon) = action protectrice et trophique sur les tissus épithéliaux (vit. A) + mésenchymateux (vit. E), Solurutine nicotique (B_3 et P).

Baisse de l'activité et du rendement physique et intellectuel : Rovigon et Survitine. Voir « Vitamines en cardiologie » et « dans la circulation » à « Sénescence vasculaire ».

Surmenage : C, complexe B, E.

Thromboses :

— *Thrombo-artérite :* E et anti-vitamine K (Coumarine).

— *Thrombo-phlébite :* A, C_2, E, P et anti-vitamine K.

Tremblements séniles : B_4, B_6, Total B.

Troubles psychiques du 3e âge : E et I.

Vertiges séniles : B_1, B_3, B_6, C, E.

Vaisseaux friables : B_1, B_2, B_3, C, E, P (Glucivit, Solurutine nicotique).

N.B. : *Carence en vitamine C chez les sujets âgés :* à mesure que l'âge s'élève, les besoins métaboliques en acide ascorbique diminuent, et les taux plasmatiques s'abaissent, de même que les concentrations leucocytaires qui reflètent exactement l'importance des réserves. Les sujets âgés risquent donc d'être rapidement carencés en vitamine C dans toutes les circonstances : stress, maladies infectieuses ou interventions chirurgicales... provoquant un accroissement significatif des besoins (Roche).

*
* *

Les associations vitaminiques

Les vitamines C + B_3 + P (Solurutine nicotique) sont indiquées chez les vieillards parce que :

— la vitamine B_3 (ou PP ou niacine, ou acide nicotique) aide au transport de l'oxygène et, par le fait, à la respiration cellulaire ;

— la vitamine C (ou acide ascorbique) traite l'asthénie sénile, les œdèmes séniles, les pyorrhées, les hémorragies des petits vaisseaux ;

— la vitamine P (ou rutine) prévoit et soigne les fragilités capillaires (cérébrales entre autres), et par le fait tous les accidents vasculaires cérébraux, et toutes les hémorragies capillaires.

Cette association $C + B_3 + P$ est à conseiller comme vaso-dilatateur et dans tous les troubles trophiques capillaires.

Les vitamines C + J + P (Solurutine choline) remplacent B_3 par J pour mieux éliminer les déchets des surcharges hépatiques qui encrassent les capillaires sanguins et risquent de les obturer ou de provoquer des spasmes artériolaires. On les conseillera donc dans l'arthériosclérose et l'athérome.

*
* *

Ci-dessous, quelques médicaments recommandés aux vieillards atteints de carences vitaminiques :

Alvityl, Carencyl, Gériatric-pharmaton, Hydrosol polyvitaminé, Rovigon, Plurimétavit, Surélen, Survitine, Glucivit (fragilité capillaire) et bien entendu la levure de bière qui est polyvitaminée.

Manger du hachis parmentier qui contient de nombreuses vitamines animales et végétales.

LES VITAMINES EN OBSTETRIQUE

1. Vitaminothérapie

Albuminuries : A, B_3, B_6, C, D.
Allaitement : A, C, D, E.
Aménorrhées : A, B_1, B_2, B_3, C, D, E (Céréales germées).
Avortements : E (Ephynal = prévention des avortements habituels), C_1, C_2, K.

Caries dentaires pendant et après la grossesse : A, B_3, C, D (Hydrosol polyvitaminé).
Colibacillose : A, B_2, B_1, C.
Constipation par atonie : B_5 (Bépanthène).
Crampes de la grossesse : B_1, B_2 (Béflavine), B_5.
Cystites : A, B_6, C (et, comme Colibacillose : B_1, B_2).

Décalcification de la femme enceinte : Polyvitamines : A, B_1, B_3, B_6, B_{12}, C et D surtout, E (Hydrosol polyvitaminé, Céréales germées).
Démence gravidique : B_1, B_3, B_6 (Bécilan), C.
Dysménorrhée : A, B_1, B_3, B_6, D, E.

Eclampsie : B_1, B_6, D.

Fibromes : A, B_1, C.
Frigidité : E (Ephynal).

Grossesse : troubles en relation avec les besoins vitaminiques accrus de la grossesse : B_1, B_6, B_{12} sont une véritable synergie vitaminique au niveau du métabolisme intermédiaire des glucides, des lipides et des protides.

De plus, il faut une thérapeutique polyvitaminée (Glucivit, Uvestérol, Hydrosol polyvitaminé, Alvityl, Quotivit, Carencyl, Polytonyl, Surélen, Survitine...).

Hémorragies : de la grossesse et de l'accouchement : K_1 (Phytoménadione) : indispensable à la synthèse de différents facteurs de la coagulation (prothrombine non convertie, facteur Stuart, facteur anti-hémophilique B).

La vitamine K_1 (Roche) est indiquée dans toutes les hémorragies impliquant un trouble de la coagulation par déficit en prothrombine ou en cofacteurs. On l'administrera systématique-

ment au nouveau-né prématuré dès la naissance, ou à la mère pendant les derniers jours de la grossesse.
Hyperménorrhée : E.

Kraurosis vulvaire : A, F.

Leucorrhées : A, B_2, B_3, C.

Mamites et mastites : A, C (levure de bière, gelée royale, Hydrosol polyvitaminé).
Ménopause : C, B_1, D, E, F (Glucivit).
Métrites : A, B_3, C, P.
Ménorragies, métrorragies : C_2, K, P.

Névrites gravidiques : B_1 (Bénerva).
Nausées, vomissements : B_1, B_6 en association (Roche).

Palpitations : B_1, D.
Perte des cheveux pendant et après la grossesse : B_2 (Béflavine), B_5 (Bépanthène), B_8 (Biotine) et D.
N.B. : la vitamine B_5 (Bépanthène) est un régénérateur épithélial occupant une position clé au niveau du métabolisme intermédiaire en tant que groupement prosthétique du co-enzymeA.
Puberté : A, B, D, F (B_{12} Fer).
Polyménorrhées : C_2, K, P.

Régulation endocrinienne : A.

Stérilité masculine et féminine : E (Ephynal), B_1, B_2, B_3, B_{12}, C.
N.B. : la vitamine E (A-tocophérol) est un anti-oxydant biologique, indispensable au bon fonctionnement et au développement de l'appareil génital.
Syndrome prémenstruel : A (Arovit, Avibon). La vitamine A (Rétinol) préside à la régulation endocrinienne et en est ainsi un traitement non hormonal.

Troubles trophiques des ongles pendant et après la grossesse : B_1, B_2, D.

Vaginites : A, C, E.
Vergetures : A, C, D, E.
Vomissements gravidiques : B_1 (Bénerva, Bévitine).

*
* *

2. Vitamines et pilule anticonceptionnelle

La large diffusion de la pilule (que plus de deux millions de femmes absorbent régulièrement en France) incite à rappeler que certains effets secondaires observés à l'occasion de cette absorption médicamenteuse peuvent être en rapport avec une carence vitaminique B_6, B_{12} ou C.

Des études expérimentales ont montré que l'administration d'œstrogènes par voie buccale favorise la dégradation de l'acide ascorbique chez l'animal et provoque ainsi une baisse des taux cellulaires de vitamine C.

Des travaux entrepris en clinique ont confirmé, d'autre part, que chez les femmes utilisant des contraceptifs oraux, on trouve des taux très diminués de vitamine C dans les leucocytes et les plaquettes, par comparaison avec un groupe de femmes témoins. Ces effets secondaires de la « pilule » pourraient être en rapport avec cette carence.

On a constaté également chez les femmes prenant des contraceptifs oraux une baisse des taux d'acide folique (B_9) et de vitamine B_{12} (Cobalamine).

De plus, certains états dépressifs et certains troubles de l'humeur, qui sont une cause fréquente de l'arrêt du traitement chez les femmes prenant la pilule, pourraient être secondaires à une carence en vitamine B_6 (Pyridoxine). Car, après charge en tryptophane, on observe un accroissement de l'excrétion urinaire de l'acide xanturénique, qui signe la carence en pyridoxine.

Après l'énumération de toutes ces carences iatrogènes, il est impossible de ne pas signaler au contraire l'élévation des taux de vitamine A observée chez les femmes utilisant des contraceptifs oraux (Leboulanger).

Par ailleurs, la Ligue nationale française contre le cancer a envoyé une circulaire à tous les médecins français pour leur demander de signaler à leurs clientes les risques qu'elles courent en prenant la pilule de façon continue pendant des années, sans interruption. Nous en extrayons ce qui suit :

« L'examen gynécologique lié à la prise de contraceptif oral offre au praticien l'occasion d'exercer un rôle indispensable pour prévenir le cancer du col de l'utérus. »

« C'est pourquoi cette brochure a été rééditée et diffusée par la Ligue nationale française contre le cancer dans le cadre du lancement en janvier 1980 de sa campagne nationale de prévention du cancer du col de l'utérus, qui s'inscrit dans sa mission d'information du public. »

Nous en extrayons ce qui concerne les vitamines :

L'administration prolongée d'œstro-progestatifs provoquerait une carence progressive en vitamines du groupe B, par augmentation des besoins. Le besoin journalier de **vitamine B_6** passerait de 2 mg à 30 mg chez une femme sous contraception orale. Or, la vitamine B_6 participe à une multitude de systèmes enzymatiques (plus de 50) et, par leurs intermédiaires, aux :

— métabolismes des hydrates de carbone (glucides) ;
— métabolismes des lipides ;
— métabolismes des protides.

En particulier, la vitamine B_6 intervient dans le catabolisme du tryptophane dont le produit ultime est la *niacine* (ou vit. B_3 ou PP). Le tryptophane lui-même joue un rôle essentiel dans la genèse de la *sérotonine* dont l'action est capitale pour l'équilibre neurodiencéphalique.

Mais si la vitamine B_6 est nécessaire à l'intégrité de tous les tissus (peau, muqueuse, système neuro-musculaire, etc.), sa carence ne donne pas de symptomatologie spécifique.

D'où, sous contraception orale, l'intérêt de cures de vitamine B_6 ou de complexe B (B_6 = *Bécilan ;* complexe B = *Bécozyme, B Chabre,* etc.) :

— devant des manifestations d'hyper-excitabilité neuro-musculaire évoquant une spasmophilie iatrogène ;
— dans les perturbations mineures de la tolérance aux hydrates de carbone ;
— dans les épisodes colitiques et les troubles vaginaux rebelles.

En outre, on a noté sous contraception orale :

— que la concentration plasmatique de noréthistérone diminue six fois plus vite en 24 heures que celle du Norgestrel ;
— la disparition rapide des crampes avec la vitamine B_2 (béflavine 3 c/24 heures) ou l'acide malique (2 amp./24 heures) ;
— une augmentation de la thyroxine sérique totale, sans perturbation de la thyroxine libre ni de T.S.H.

Il y a encore bien d'autres indications thérapeutiques vitaminiques telles : celle de la vitamine K en cas de métrorragies ou ménorragies ; ou le contraire avec anti-vit. K (hypolipémiants) ; ou les fragilités vasculaires (veines, hémorroïdes) demandant les vitamines B_3 (PP), C_2, K, P, etc., mais cela nous entraînerait trop loin.

Et, conclut la Ligue nationale française contre le cancer : *« Le cancer du col doit disparaître ; cela dépend avant tout de chaque médecin :*

— le frottis vaginal donne l'alerte ;
— la colposcopie localise ;
— la biopsie prouve ».

Mais le mieux, en ce qui concerne cette petite disgression que nous croyons utile, est de se procurer cette petite brochure à la Ligue nationale française contre le cancer, 1, avenue Stephen-Pichon, 75013 Paris (tél. : 584-14-30) et de la lire très attentivement en vertu du vieil axiome : *« Mieux vaut prévenir que guérir »*, surtout en ce qui concerne les cancers féminins.

LES VITAMINES EN O.R.L.

Adénites : A, B_1, B_2, B_3, C, D, E (Alvityl, Hydrosol polyvitaminé, Uvestérol...).
Amygdalectomie (cicatrisation après) : solution Bépanthène, A, B_5, B_8, C, D, E, K, P (les vit. C_2, K et P sont anti-hémorragiques, les autres sont cicatrisantes).
Angines : A, B_1 et surtout C (Laroscorbine, Vitascorbol...).
Aphtes : B_2, B_3.

Bourdonnements d'oreilles : A (Arovit, Avibon) + B_3 + E (Rovigon).

Coryza chronique : A, D.
Crevasses des lèvres, perlèche : B_2, B_6, C, A, B_3, D, E, G ou B_6 (Stérogyl, Nicobion, Alvityl, Hydrosol polyvitaminé, Béflavine...).

Diphtérie : C, A, B_1, B_2, B_3, D.

Epistaxis : C_2, K, P.
Ethmoïdites : A, C.

Glossites : B_2 (Béflavine), B_3, B_8 (Biotine), B_{12}.
Goitre : A, B_1, C, D (cures d'oranges).

Laryngite : B_6, C, D.

Muguet : A, B_1, B_2, B_3, C, D.

Névralgies faciales : B_1 (Bénerva, Bévitine), B + B_6 + B_{12} (Bétrimax).
Névralgies du trijumeau : B_1 (Vitanévril fort).
Névralgies parotidiennes : B_1, B_6.

Œsophagite : B_6, D.
Oreillons : C et E si menace d'orchite.
Otite : A, C, D.
Oto-sclérose : E.
Ozène : A, B_5, B_8 (Arovit, Bépanthène et Biotine ensemble), B_1, B_3, C, D.

Parotidite : B_1 (Bénerva, Bévitine).
Pharyngite chronique : A et B_5.
Polypes naso-pharyngés : A, B_3.

Rhinite atrophique et rhinites à répétition : A (Arovit, Avibon).

Rhinites spasmodiques, rhume des foins, allergie nasale : B_1, B_3, B_5, C.
Rhino-pharyngites : A, B_5, C (récidivantes : F).
Rhumes de cerveau : A, C, D.

Sinusite : B_5 (Bépanthène), B_1 (Bévitine, Bénerva), C, A, B_2, B_3.
Surdités : A (Arovit, Avibon), B_1, B_2, B_6, D et surtout E (Ephynal, Vit. E Byla), levure de bière, Hydrosol polyvitaminé, Rovigon (A et E).
Surdité après streptomycine : A.

Tics douloureux de la face : B_1, D.
Torticolis : B_2, E.
Troubles vestibulaires après traitement par streptomycine : A.

Varices langue, pharynx : B_1, C_1 et C_2, E, K, P.
Végétations adénoïdes : A et D, C.
Vertige de Ménière : A, B_1, B_3, B_6, C, E, P (Solurutine nicotique, Rovigon).

Zona (douleurs O.R.L. du) : B_1 (Vitanévril fort), Bénerva, Bécozyme, B Chabre, Bétrimax (= B_1 + B_6 + B_{12}), B_3, C (Hydrosol polyvitaminé).

LES VITAMINES EN PEDIATRIE

1. Généralités

Les vitamines sont indispensables à tous les stades du développement d'un enfant :

— A la naissance, elles sont le complément indispensable en cas d'allaitement artificiel chez le nouveau-né et à plus forte raison le prématuré ;

— elles activent la croissance (vitamines *A*, B_{12} et E) ;

— stimulent l'appétit (A, C et B_{11}),

— préviennent et traitent le rachitisme (A et *D*),

— augmentent la résistance aux infections (A, B, *C*...),

— cicatrisent les plaies (A, *B*, C, F...).

Il est d'ailleurs d'usage actuellement de donner, dès la naissance, quelques gouttes de jus de fruits frais pressés (oranges, raisins...) aux bébés qui ne sont pas nourris au sein, pour compenser leur manque de vitamines naturelles dans la mesure du possible.

On y ajoute des médications polyvitaminées, ce qui simplifie tout (Hydrosol, Alvityl, Carencyl, Quotivit, Uvestérol). Mais il faut bien savoir que c'est au médecin de famille à les choisir et à les prescrire, en toute connaissance de cause, pour qu'elles agissent bien et qu'il n'y ait pas de troubles d'hypervitaminose, heureusement assez rares, sauf en piqûres.

Une mention spéciale, qui est une indication, hélas ! bien d'actualité, doit être faite pour les bébés et les enfants bourrés d'antibiotiques, plus souvent à tort qu'à raison. Ces traitements souvent intempestifs, dans tous les cas, détruisent la flore intestinale indispensable à l'assimilation des vitamines et au bon fonctionnement des fonctions vitales (vitamines B_9 et B_{13} entre autres, devraient accompagner toutes prescriptions d'antibiotiques).

Mais enfin, on a réussi à faire comprendre et admettre que lorsqu'on prescrit des antibiotiques il faut toujours y ajouter des levures et des vitamines (sous forme d'ultra-levure ou d'Ultraflore), sous peine de voir apparaître des syndromes pathologiques de carence vitaminique, secondaires à de tels traitements, et qui risquent d'être plus graves que les affections traitées aux antibiotiques, dont, et nous nous excusons de le répéter, les indications thérapeutiques ne sont pas toujours indispensables.

Profitons de cette digression sur les antibiotiques pour rappeler brièvement qu'il ne faut jamais empêcher d'évoluer une maladie contagieuse, et surtout l'empêcher de « sortir ». La gravité de la rougeole rentrée est assez connue et évidente pour le démontrer sans y insister davantage.

2. Quelques indications thérapeutiques de vitamines en pédiatrie

Abcès et suppurations : C (Laroscorbol et Vitascorbol, fruits). Pour les *abcès froids*, ajouter vitamine D (Uvestérol, soleil).
Acétonémie : B_1 et C (levure de bière).
Acné : A, B_3, B_6 et plus accessoirement B_2, B_5, B_{12}, C, E, F (Hydrosol polyvitaminé).
Acrodynie infantile : Total B (Bécozyme, B Chabre), B_6.
Adénopathies et adénites : A, B_1, B_2, B_3, D, E (Hydrosol polyvitaminé, Alvityl, Carencyl, Quotivit, Uvestérol...).
Agranulocytoses (chute des globules blancs) : B_4 (Adénine), B_6 (Bécilan), et, dans tous les cas : vit. C (Laroscorbine et Vitascorbol), B_{12} (Docémine) = polyvitamines comme adénites.
Allergies : Total B, A, C... (Collagénan = B_5, B_6, B_{10} = allergie à la lumière).

— *Aux antibiotiques :* B_9, B_{13} (Bécozyme, Foldine, Ultraflore).
— *Au rimifon :* B_6 (Bécilan).
— *A la streptomycine :* A (Avibon).
— *Aux sulfamides :* I.

Amaigrissement : A, Total B, C, D (polyvitamines comme adénites, Biovitamine, Inuvita, Nutrovita).
Amblyopie : A, B_2, B_{10}, I.
Amblyopie au crépuscule : A surtout, B_2, B_3, C.
Amygdalites : A et C.
Anaphylaxie alimentaire : B_1, B_3, B_6, B_{12}, C, levure de bière.
Anémie : A, B_1, B_2, B_3, C, D (Céréales germées).
Anémie pernicieuse : B_1, B_2, B_9, B_{12} (Carencyl).
Anémie des bébés : A, C, D (B_{12} Fer).
Angines : A, B_1, C.
Anorexie : Céréales germées, polyvitamines (comme adénites), A, B_1, B_2, C, D, B_8, B_{10}, B_{11} (Carnitine).
Anorexie après antibiotiques : B_{13} (Ultraflore).

Aphtes et fièvre aphteuse des bébés nourris avec du lait de vache malade : A, B_1, B_2, B_3, C, D, K, levure de bière, polyvitamines.
Asthénies : polyvitamines comme adénites, Céréales germées.
Asthénies post-antibiotiques : B_4 ((Adénine), B_{13} (Ultraflore), B_9 (Foldine), et Total B (B Chabre, Bécozyme).
Asthénopie ou fatigue oculaire des écoliers : A surtout, B_1, B_2, C.
Athrepsie : A, B_1, B_3, B_{11}, C, D.
Atrophie musculaire : B_1, B_4, B_6, B_{11}, B_{12}, D, E, C (levure de bière, B Chabre, Bécozyme, Uvestérol).
Audition diminuée : A, B_1, B_2, B_6, D, E (levure de bière, Ephynal).
Audition diminuée après streptomycine : A à hautes doses.
Auto-intoxication du nourrisson : C surtout, et comme anaphylaxie.
Avitaminoses : dans les pays sous-développés : avant tout manger des fruits et des légumes crus et frais.

— *Avitaminose A :* croissance retardée, résistance diminuée aux infections particulièrement des yeux (Arovit, Avibon, carottes).

— *Avitaminose B :* béribéri (Céréales germées, levure de bière), Pellagre.

— *Avitaminose C :* scorbut (oranges, citrons, Laroscorbine, Vitascorbol).

— *Avitaminose D :* rachitisme (soleil, huile de foie de poissons), etc. (voir le résumé en fin du livre).

Béribéri : B_1, B_2, B_4, B_6, C (B Chabre, Bécozyme), total B.
Blépharites : A, C, pommade oculaire polyvitaminée A + C + D.
Blépharospasme : B_1, B_2, B_6.
Bronchites : A et C. *Bronchites chroniques récidivantes :* ajouter B et surtout B_5.
Brûlures : A, C, E, B_5, pommades vitaminées (Demanyl, Germidex...). Les vitamines A hâtent toutes les cicatrisations.

Caries dentaires : A, B_3, C, D (Alvityl, Hydrosol polyvitaminé...).
Caries osseuses : régimes et thérapeutiques polyvitaminés A, B_1, B_2, B_3, B_6, B_{12}, C, D, E, F... Cures hélio-marines.
Chlorose (comme Anémie) : B_{12} Fer, Céréales germées.

— *Baisse des globules blancs :* Polys neutros : B_4 (Adénine) et Lymphos : B_6 (Bécilan).

— *Baisse des globules rouges :* B_9 (Foldine), B_{12} (Cobalamine, Carencyl).

Chorée : B_1, B_6 (Bénerva, Bécozyme).
Choroïdites : A, B_1.
Cicatrisant des plaies et brûlures : (comme Brûlures) B_5 aide à cicatriser les plaies, et les amygdalectomies (Bépanthène), B_8

(Biotine) toutes les dermites, le Complexe B toutes les plaies et blessures (Bécozyme). Les vitamines A et C évitent l'infection des plaies.

Conjonctivite : A, B_1 et Total B (Bévitine, Bénerva, Bécozyme...) et C.

Constipation : régime polyvitaminé (fruits et légumes crus), Céréales germées, A, B_1, B_2, B_3, B_6, C, D, K.

Convalescence : régime polyvitaminé, A, B_1, B_2, B_3, B_4 (globules blancs), B_6 et B_{12} (globules rouges), B_{11} (appétit), C, D, E, F... Cures hélio-marines.

Convulsions : B_6 (nourrissons : Bécilan), Total B (dents), A, B_1, B_3, C, D (rachitisme, spasmophylie), Alvityl, Hydrosol polyvitaminé.

Coqueluche : C.

Coryza : A, B_5, C, D.

Crampes : B_2.

Crevasses des lèvres : B_1, B_2 (levure de bière).

Crevasses de la peau : y ajouter A, C, B_3 , B_6, D, E (Alvityl, Hydrosol polyvitaminé...).

Croissance : polyvitamines, en particulier A, B_1, B_2, B_3, B_{12}, C, D, E (Uvestérol, Alvityl, Hydrosol polyvitaminé...).

Croûtes de lait : A, B_1, B_2, B_3, E (levure de bière) et bien entendu B_5 (Bépanthène) et B_8 (Biotine).

Dartres : A, B_2, D et B_5 + B_8.

Décalcification : polyvitamines (Alvityl, Hydrosol polyvitaminé, Uvestérol), A et D surtout, B_2, B_3, B_{12}, B_6, E... Cures hélio-marines.

Débilité des prématurés et des nourrissons : B_1, B_9 (Méthiofoline) et A, C, D, E (Uvestérol, Hydrosols).

Déminéralisation : comme Décalcification.

Démangeaisons : Total B, C, D.

Dents :

— *Retards dentaires :* A et D (Auxergyl).

— *Caries dentaires :* A, B_3, C, D... (Alvityl, Hydrosol polyvitaminé, Uvestérol...).

Dermites : B_3, B_{10}, C et, bien entendu, B_5 et B_8 (Bépanthène et Biotine).

Diarrhées : B_{13} (acide orotique = Ultraflore = surtout après antibiothérapie), A, B_1, B_3, B_6, B_8, C, D, K (bébés) - Méthionine-choline-inositol, levure de bière, Carotène (ou carottes), Caroube (maladie cœliaque).

Diarrhée après sulfamides : I.

Diphtérie : C.

Diplopie : A, B_1, B_2, B_3, C, D.
Dyspepsies infantiles : A (beurre frais), B_3 (levure de bière).

Eczéma : polyvitamines, A, B_2, B_3, B_5, B_6, B_8, C, D, E, F, levure de bière.
Embarras gastriques : B_3, B_6, D.
Enfants arriérés : A, B_6 (Bécilan), E et, comme convalescence = polyvitamines.
Engelures : Total B (Bécozyme), A et D (Auxergyl), B_3, B_6, C, D, E (Alvityl, Hydrosol polyvitaminé, Uvestérol...).
Entérites : comme Diarrhées, Total B.
Enurésie : B_1 et E, Total B, D, E.
Epilepsie : B_1, B_3, B_6, et voir Convulsions, Spasmophilie, Tétanie.
Epistaxis : K, repos allongé, recalcification A et D (Auxergyl). Les vitamines C_2, K, P ont anti-hémorragiques.
Erysipèle : A, B_5, B_8, C.
Erythème fessier du bébé : F, B_5.
Erythème noueux : C, D, P et voir Convalescence + cure en montagne.
Exostose : A et D (Auxergyl, Uvestérol).

Fatigue : C, B_1, B_6, B_2, D, E (Bécilan, Alvityl, Uvestérol, Hydrosol polyvitaminé).
Fièvre : C (Laroscorbine, Vitascorbol, oranges, citrons, pamplemousses).
Fièvre aphteuse : (voir Aphtes) B_2, B_3, C.
Fièvre dite de croissance : A, C, D, E (Uvestérol).
Fièvre typhoïde : A et C (Arovit + Laroscorbine) + B_1, B_2, K.
Fontanelle lente à se fermer : (voir Décalcification) A et D (Auxergyl).
Fractures : idem.
Fragilité osseuse : A, C, D (Uvestérol). Cures hélio-marines.
Furonculose : C, A, B_1... Total B, levure de bière.

Gelures : A, B_1, B_2, B_3, C, D, E (Alvityl, Hydrosol polyvitaminé...), pommade A et E (Germidex).
Grippe : C, A, B_1, B_2, B_3, jus de fruits frais = polyvitaminés.
Asthénie post-grippale : B_4, B_9, B_{12}... Total B + polyvitamines (Alvityl, Hydrosol polyvitaminé, Uvestérol...).

Héméralopie : A (Arovit), B_2, B_3, C.
Héliopie : A, B_1, B_2, B_3, C.

Hémoglobinurie : C, K, B_9, B_{12}, B_6 (Carencyl).
Hémophilie : C_2, D, K, P (huîtres).
Hémorragies : idem. *Hémorragie néo-natale :* vit. K_1 Roche.
Herpès : B_1, B_3, B_5, B_{12}, C.
Hydarthrose : C, K, P.
Hypervitaminose A : bombement de la fontanelle du bébé + vomissements. Chez l'enfant : hyperostose corticale des os longs et soudure précoce des épiphyses.
Hypervitaminose B : choc thiaminique après I.V. ou même parfois I.M. : d'urgence faire cortisone, antihistaminiques, antidépresseur, et préférer la voie buccale pour la vitaminothérapie.
Hypervitaminose D : hypercalcémie, déshydratation avec polyurie, polydypsie, albuminurie, azotémie... et dans les formes frustres des enfants : apathie, céphalée, nausées, vomissements, diarrhée, prurit...
Hypervitaminose K : la vitamine coagulante qui épaissit le sang, et par-là favorise la formation des caillots, d'où le danger d'une obturation d'un vaisseau.

En cas d'hypervitaminose K, donner de suite un dérivé dicoumarique qui se conduit comme une véritable anti-vitamine K, et est employé comme anticoagulant.

N.B. : ne jamais entreprendre un traitement vitaminé par injections, sans surveillance médicale. Et arrêter immédiatement la vitaminothérapie à la moindre alerte d'hypervitaminose.
Hypothrombinémie de toutes origines : K.
Hypothrophie du bébé : A, B, D, E, et voir Athrepsie, Croissance.
Hypovitaminoses : voir résumé de ce livre, à la fin.

Ictère du nouveau-né : K_1.
Impétigo : A et E, levure de bière, suc de carotte, puis B_1, B_2, B_3.
Incontinence d'urine : E (Ephynal), D, A...
Infections rhino-pharyngées : A, B_5, C, D (Uvestérol, Hydrosol polyvitaminé, Alvityl, Carencyl, Quotivit...).
Insolation : B_1, C.
Insomnie : A (Arovit), B_1, B_6, D.
Insuffisance pancréatique : A et D (Auxergyl).
Insuffisance génitale : E (Ephynal), B_1, B_2.
Insuffisance osseuse : A et D (nudisme, lumière, grand air, cures hélio-marines).

Intoxications médicamenteuses, en particulier après antibiothérapie prolongée :

— *Baisse du nombre des globules blancs, en particulier des polynucléaires neutrophyles :* B_4 (Adénine).

— *Baisse du nombre des lymphocytes :* B_6 (Bécilan).

— *Baisse du nombre des globules rouges :* B_9 (Foldine), B_{12} (Cobalamine, B_{12} Fer), B_{11} (Carnitine = baisse de l'appétit).

— *Diminution de la flore intestinale :* B_{13} (acide orotique, Ultraflore).

— *Troubles pathologiques après pyramidon :* B_6 (Bécilan).

— *Troubles pathologiques après rimifon :* B_6 (l'I.N.H. B_6 Corbière associe l'isoniazide à la pyridoxine ou B_6 pour éviter ces troubles).

— *Troubles pathologiques après streptomycine* (en particulier auriculaires) : A à fortes doses (Avibon).

Kératites : A (Arovit) et B_2 (Béflavine), B_3, C, D par la bouche, en collyres et en pommades oculaires (polyvitaminée A + C + D).

Leucopénies :

— *Baisse du nombre des globules blancs, en particulier des polynucléaires neutrophyles :* B_4 (Adénine).

— *Baisse du nombre des lymphocytes :* B_6 (Bécilan).

On peut ajouter dans tous les cas : A, C et Total B.

Lichen buccal : B_1, B_3, C (levure de bière, jus de fruits frais et de légumes frais).

Lucites ou affections photosensibles : B_5, B_6, B_{10} (Collagénan).

Lupus érythémateux : E (Ephynal), B_3 ou PP (Nicobion), B_1, B_{12} ; éviter lumière solaire et vit. D.

Lupus tuberculeux : au contraire, soleil et vit. D, C, B_3 ; nudisme si possible + cures hélio-marines.

Lymphatisme : (voir Anémie et Intoxications médicamenteuses) B_4 et B_6 (Adénine et Bécilan).

Maladie néo-natale hémorragique : K.

Maladies contagieuses : A et C.

Mal des montagnes : Total B (Bécozyme).

Mal de Pott : D (Stérogyl), A, C (Uvestérol).

Maladie d'Addison : C (Laroscorbine, Vitascorbol).

Maladie de Dupuytren : E (Ephynal), B_1, C.

Maladie des griffes de chat : Laroscorbine (= vit. C) + comme Adénite.

Marche (retard de la marche chez l'enfant) : A, B, C, D (Uvestérol, Hydrosol polyvitaminé, Alvityl...).

Mémoire (chez écoliers) : B_1, B_3, Céréales germées.

Migraines des enfants : B_1 (Bénerva).
Mononucléose : comme Adénite (Hydrosol polyvitaminée), B_4 (Adénine), B_6 (Bécilan).
Myalgie des enfants : C (Laroscorbol), B_1, B_2, E.
Myopie des enfants : E et A.

Neurasthénie (enfants tristes) : vit. B_1, B_3, B_6, D, C.

Ongles (manie de les ronger) : B_1, B_2, D.
Opérations chirurgicales :
— *Avant :* C (Laroscorbine).
— *Après :* E (prévient les adhérences) et les vitamines cicatrisantes : B_5, B_8 (Bépanthène et Biotine) ; A et C évitent l'infection.
Oreillons : C (Laroscorbine, Vitascorbol), E (Ephynal).
Orgelets : D et levure de bière.
Ostéite : A, C et D (Uvestérol).
Ouïe diminuée : levure de bière, E (Ephynal), A, B_1, B_2, B_6, C, D.
Ozène : B_5 (Bépanthène), B_8 (Biotine) = ensemble longtemps ; + A, B_1, B_3, C, D.

Paludisme des enfants : A, B_1, B_{12}, C.
Paralysie faciale : B_1 (Bénerva), P.
Paralysie infantile : B_9 (Foldine), A, B_1, B_6, B_{12}, K, P, et surtout C et E.
Toutes les paralysies : E (Ephynal).
Peau (maladies de la) : A, C, B_3 et polyvitamines.
Pelade : B_5 (Bépanthène) et B_8 (Biotine) = ensemble + levure de bière, Bécozyme, B_2.
Pellagre : B_1, B_3 ou PP (= preventing pellagre), B_8, B_{10}, B_{12}, C (Nicobion).
Pemphigus : A, B_3, D.
Périostite : A, C, D.
Perlèche : B_2 (Béflavine), C (Laroscorbine) ou B_2 C Lemoine. Voir Crevasses du coin des lèvres.
Phosphaturie : Céréales germées + A + C.
Photophobies : A, B_1, B_2. Voir Asthénopie, Lucite, Conjonctivite, Kératite.
Pityriasis : A, B_2, D.
Plaies (pour hâter leur cicatrisation) : A, B_5, B_8, C, D, E, K, P. Vit. F = plaies atones.
Poliomyélites : B_1 (Bénerva), C (Laroscorbine), E (Ephynal) et, en vrac : A, B_9 (Foldine à titre préventif), B_6, B_{12}, K, P.

Prurit : B_1, B_2, B_3, B_5, B_6 (Bécozyme), C, D, pommade Germidex et polyvitaminée.
Psoriasis : A et D (Auxergyl), B_1, B_2, B_3, B_{12}, C, F, I, P, levure de bière.
Puberté retardée : E (Ephynal), A, B, D. *Si chlorose :* vit. B_{12} Fer.
Purpura : B_3, C, K, P (cures de jus de citron et groseilles à maquereau).
Pyodermites : C (Laroscorbine), A, B_8, B_{10}.
Pyorrhée : C et D + A, B_1 B_2, B_3 (jus de citron, levure de bière).

Quintes : C.

Rachitisme : avant tout, A et D (Auxergyl), B_{11} (Carnitine, bicarnésine), B_1, B_3, C, cures hélio-marine ou haute montagne, jus de fruits frais et légumes frais crus pressés sucrés au miel. Allaitement au sein ; sinon lait non bouilli. Plages du Nord (Berck). Uvestérol, Alvityl, Hydrosol polyvitaminé...
Ramollissement des os, Ostéomalacie : (voir Décalcification) + Hydrosol polyvitaminé, Alvityl, Uvestérol, Auxergyl surtout.
Refroidissements : C.
Rhumatisme articulaire aigu : C (Laroscorbine, Vitascorbol), Total B.
Rhumes : C, A, B_1, B_2, B_3.
Rougeole et Rubéole : C (Laroscorbine, Vitascorbol), jus de fruits frais et crus, A, D.
Rhino-pharyngites chroniques : A. **Récidivantes :** E.

Saturnisme : Total B (Bécozyme, B Chabre).
Scarlatine : A et C.
Scorbut : C surtout (Laroscorbine, Vitascorbol), P (s'en méfier chez les bébés soumis à l'allaitement artificiel ; leur donner des jus d'orange ou de raisin frais et crus).
Scrofule : (voir Adénites, Athrepsie) + cures hélio-marines Manche et Océan.
Séborrhées : levure de bière, B_2, B_3, B_6, B_8, B_{10}, B_{12}.
Sinusites : C, A, B_1, B_2, B_3, B_5.
Sous-alimentation : polyvitamines (Alvityl, Hydrosol polyvitaminé, Uvestérol, Carencyl, Quotivit...).
Sprue : (voir Anémie). Avant tout, B_9 (Foldine) qui remonte le nombre des globules rouges, puis B_1, B_2, B_3, B_{12}, C, D, K, A.
Strabisme : B_2, A, D, C.
Strophulus : B_1, B_3, B_6, K, levure de bière.

Sulfamides : contre les troubles consécutifs à des traitements prolongés, voir Intoxications médicamenteuses. Avant tout, B_{13} qui rétablit la flore intestinale normale (Ultraflore) et I.
Surdité : (voir Ouïe) + B_1, A, B_2, B_6, C, D, E, levure de bière.
Surdité après Streptomycine : A à fortes doses.
Synovite : (voir Hydarthroses) + C, K, P.

Terreurs nocturnes de l'enfant : B_1, B_2, D.
Tétanie : D surtout (Stérogyl) et A (Auxergyl), B_1, B_2.
Tics : B_1 (Bénerva), D.
Toxicose du nourrisson : B_{13} (Ultraflore), K, A, B_1, B_3, B_6, B_8, C, D.
Trachéite : B_6, C, D.
Tremblements : B_4 (Adénine), B_6 (Bécilan) et polyvitamines (Alvityl, Hydrosol polyvitaminé, Uvestérol...).
Tuberculose : polyvitamines, Total B, A, C, D... Voir Convalescence. Haute montagne.
Tuberculose cutanée : voir Lupus tuberculeux, Erythème noueux...

Urticaire : B_3, B_6, C, D (Nicobion).
Urticaire solaire : ajouter B_8 (Collagénan).

Vaccinations (accidents consécutifs aux) : C, polyvitamines.
Varicelle : C, A.
Végétations adénoïdes : A et D (Auxergyl), C.
Verrues : A, B_3, C, levure de bière.
Vitiligo : B_5 et B_8 (Bépanthène et Biotine), B_{10} et C.

Zona : B_1 (Bénerva) surtout contre les névralgies, et Total B pour cicatriser plus vite, A et C pour éviter l'infection + levure de bière.

LES VITAMINES EN RHUMATOLOGIE, EN NEUROPSYCHIATRIE ET DANS L'ALCOOLISME

Aboulie (absence de volonté) : B_1, B_3.
Acrodynie : B_6.
Alcoolisme chronique : B_1, B_3, J.
Angoisses : B_1, B_6, E.
Arriération mentale : B_6 (Bécilan).
Arthrites : B_{12} ; on associe souvent B_1, B_6, B_{12} (Bétrimax, Terneurine...).

Carences de l'éthylique et ses troubles de l'absorption digestive : B_1 (Bénerva).
Chorée : B_1, B_6 (B_1 + B_6 Roche, Labaz).
Complications neurologiques et psychiatriques de l'alcoolisme : B_1 (Bénerva).
Confusion mentale : B_1, B_6, C, E (sénescence), I, B_3, P.
Courbatures : B_1, B_6 (Roche).
Contractions, crampes : B_2 (Béflavine).
Convulsions : B_6 (Pyridoxine et Bécilan), B_2.
Coxarthrose : A, B_1, B_{12}, C, D, B_9, M.
Crampes : B_2 (Béflavine).
Cures de désintoxication (éthylisme) : B_1, B_6, B_{12} (Bétrimax, Labaz, Allard), I.

Delirium tremens : B_1, B_{12}.
Dénutrition : Complexe B (Bécozyme, B Chabre).
Dépression : B_1, B_2, B_3, B_6, C, D (Céréales germées), E.
Douleurs : B_1, B_6, B_{12} (Roche, Bétrimax, Allard, Labaz...).

Epilepsie : B_1, B_3, B_6.
Epuisement intellectuel et physique : B_1, B_6, B_{12} (Bétrimax).
Ergotisme : B_1, B_3, C.
Ethylisme aigu et chronique : B_1, B_6 (Roche).

Goutte : B_1, B_6, B_{12} (Roche, Bétrimax, Allard, Labaz...).

Lombago : B_1, B_2, B_6, B_{12}, C, E (Bénerva, Bévitine, Laroscorbine, Bétrimax).
Lombalgies : B_1, B_6, B_{12} (Bétrimax...).

Manifestations neuropsychiques de l'alcoolisme à tous les stades : B_1, B_6, B_{12} (Bétrimax, Allard, Labaz, Roche...).
Manifestations cutanéo-muqueuses des diverses intolérances médicamenteuses : Complexe B (B Chabre, Bécozyme).
Migraines : B_1, B_2, B_3, B_{12}, C.

Neuro-anémies : B_1, B_6, B_{12} (Bétrimax...).
Névralgies et douleurs de toutes origines, particulièrement neurologiques et rhumatologiques : B_1 (Bénerva), B_6, B_{12} (Bétrimax, etc.).
Névrites et polynévrites : B_1, B_6, B_{12} : cette association Thiamine + Pyridoxine + Cobalamine est une synergie antinévritique, antialgique et antitoxique (Bétrimax, Allard ou Terneurine, Roche, Labaz...).

Paralysie générale progressive : B_1, B_6, B_{12} (Terneurine).
Paralysies des membres supérieurs ou inférieurs : E (Ephynal).
Paralysie faciale : B_1 (Bénerva), P (Rutine).
Polynévrite alcoolique : B_1, B_2, B_6, B_{12}.
Phobies : A, B_1, B_2 (photophobie entre autres).

Rachialgies : B_1, B_6, B_{12} (Bétrimax...).
Ramollissement cérébral : B_2, B_3, C_2, E, P.
Régimes alimentaires restrictifs et déséquilibrés : Complexe B (B Chabre, Bécozyme).

N.B. : le complexe vitaminique B est une préparation équilibrée contenant les éléments essentiels de toutes les vitamines du groupe B.
Rhumatismes : A, B_1, B_2, B_6, B_8, B_{10}, B_{12}, C (au début), D, E, P (Bétrimax, Bécozyme, B Chabre, Bénerva, Novobédouze, Hydroxo, Bévitine...).

Sciatiques et sciatalgies : B_1, B_6, B_{12} (Bétrimax...).
Scléroses médullaires : B_1, B_2, E.
Sclérose en plaques : B_1, B_4, B_6, B_{12}.
Syndrome de Korsakoff : B_1 (Bénerva).
Accident du sevrage des boissons alcoolisées : B_1, B_6.
Syndromes neuro-anémiques : B_1, B_6, B_{12} (Bétrimax, Terneurine).

Torticolis : B_1, B_6.

*
* *

N.B. : la vitamine B_1 ou Thiamine est le facteur essentiel du métabolisme des glucides, nécessaires à la transmission de l'influx nerveux. Mais, dès qu'on l'emploie par voie parentérale, on risque des accidents de choc thiaminique. Malgré son extrême rareté, ce choc thiaminique est extrêmement grave et peut même aboutir à une mort instantanée. On n'emploiera donc la voie intraveineuse qu'exceptionnellement. Lorsque la voie buccale ne suffit pas, on fera des intramusculaires, moins choquantes et moins violentes. Mais il faut éviter les piqûres chez les sujets ayant présenté des signes d'intolérance. La voie intraveineuse ne doit être pratiquée qu'exceptionnellement, très lentement et sous surveillance stricte, chez des sujets hospitalisés.

Un choc thiaminique réclame la mise en œuvre d'une thérapeutique symptomatique d'urgence, avec administration de corticoïdes, d'antihistaminiques et de vaso-dépresseurs.

*

* *

Dans les syndromes neurologiques, ou autrement dit dans les rhumatismes et névralgies très douloureux, il est devenu courant de prescrire de la vitamine B_{12} sous diverses formes : Novobédouze, Névrizine, Bétrimax, Terneurine, etc. ; *Dibencozan* peut être substitué aux opiacés dans les algies rebelles.

L'AVITAMINOSE OSSEUSE

1. Vitamines et squelette

La vitamine D est la vitamine osseuse. Elle est complétée et renforcée par la vitamine A, qui est la vitamine de la croissance. Toutes deux sont indispensables à la formation et à l'entretien du squelette.

La vitamine D maintient à des taux normaux les concentrations humorales du calcium et du phosphore.

Sur l'os rachitique, la vitamine D provoque la minéralisation du tissu ostéide du cartilage.

Sur l'os non rachitique, et à fortes doses, elle a au contraire un effet ostéolytique, puisqu'elle libère du calcium et du phosphore à partir du tissu osseux.

Quel que soit le mode de régulation de ces phénomènes, ils tendent d'abord à maintenir la stabilité du calcium dans le sang, puis à mettre à la disposition de l'os en période de croissance les quantités de calcium et de phosphore dont il a besoin.

La carence en vitamine D est avant tout le **rachitisme** chez l'enfant, et l'**ostéomalacie** chez l'adulte.

Cette différence est due essentiellement à la disparition chez l'adulte des cartilages de conjugaison indispensables à la croissance du squelette de l'enfant.

La carence en vitamine D provoque aussi la formation de bourrelets durs et indolores au niveau des épiphyses et sur les côtes (nodosités), l'incurvation du thorax et des os des membres (surtout des jambes), des déformations du sternum, de la colonne vertébrale et du bassin, de la fragilité osseuse et des troubles de la dentition.

Chez les bébés : *crâniomalacie* ou ramollissement des os du crâne, *défaut d'ossification des fontanelles,* surtout visible après le 15e mois, nodosités et exostoses (chapelet costal).

Chez les enfants : *thorax évasé* du bas, *exostoses* des os longs, et leur incurvation, surtout des membres inférieurs, *retards et caries dentaires.*

Chez les adultes : les *ostéopathies* de carence en vitamine D avec malléabilité anormale du squelette et ostéomalacies (démarche en canard, difficultés pour s'accroupir ou pour se lever d'un siège un peu bas...).

Le traitement est simple : vitamine D + calcium + phosphore + soleil (cures hélio-marines). Mais toujours sous surveillance médicale avec examens réguliers de calcémie, calciurie, et épreuves rénales, pour éviter les troubles de **surdosage** dont on doit se méfier si :

— *pour la vitamine D :* anorexie, soif intense, nausées, vomissements ;

— *pour la vitamine A :* tension et bombement de la fontanelle des bébés ; migraines des adultes avec hypertension du liquide céphalo-rachidien.

2. Quelques indications thérapeutiques de l'avitaminose osseuse

Dans tous les cas : A et D.

Arthrites tuberculeuses : A, C, D (cures hélio-marines).
Arthroses : B_1, B_6 et B_{12} associées (Bétrimax).

Caries osseuses : A, B_1, B_2, B_3, B_6, B_{12}, C, D, E, F (Hydrosol polyvitaminé, Alvityl, Uvestérol...).
Caries dentaires : A, B_2, C, D.
Coccygodynie : B_1, B_6.
Coxalgie : A, C, D.
Coxarthrose : A, B_1, B_{12}, C, D, M.
Croissance des os : avant tout A et D, puis B_1, B_2, B_3, B_{12}, C, D, E (Hydrosol polyvitaminé, Alvityl, Uvestérol...).

Décalcification : avant tout A et D (Auxergyl), puis B_2, B_3, B_6, B_{12}, E (comme croissance des os).
Déminéralisation : comme le précédent.
Dentition : idem.

Exostoses : A et D (Auxergyl).

Fontanelles (retard à se fermer) : A, C, D, E (Uvestérol).
Fragilité osseuse : comme Croissance des os, mais surtout A et D + soleil (cures hélio-marines).

Lombago : B_1 (Bénerva, Bévitine), C (Vitascorbol, Laroscorbine).

Mal de Pott : A, C, D (Uvestérol, Auxergyl, Hydrosol polyvitaminé, Alvityl...).
Maladie osseuse de Paget : avant tout A et D, et comme Croissance des os.

Ostéites : A, C, D (cures hélio-marines).
Ostéomalacies : D surtout (Stérogyl) et A (Auxergyl, Uvestérol et polyvitamines).
Ostéopathies : idem.
Ostéoporose : B_{11}, B_{12}, C.

Périostite : A, C, D et Complexe B pour les douleurs (Bétrimax).
Poliomyélite : A, B_1 (Bénerva, Bévitine), B_6, B_9 (Foldine), B_{12}, C (Laroscorbine, Vitascorbol), E (Ephynal), K, P (Céréales germées, levure de bière, Alvityl, Hydrosol polyvitaminé).

Rachitisme : avant tout D (Stérogyl) et A associées (Auxergyl), B_1, B_2, B_{11} (Carnitine, Bicarnésine), C (cures hélio-marines).
Recalcification : voir Décalcification.
Recklinghausen osseux : D (Stérogyl) associé avec A (Auxergyl, Uvestérol).

Sarcome des os : A, C, D.

Tuberculose osseuse : A, C, D (cures hélio-marines, à Berck par exemple).

N.B. : la mer du Nord, la Manche et l'océan Atlantique sont plus indiqués que la Méditerranée pour des cures hélio-marines.

LES VITAMINES ET LES YEUX

1. Généralités

Tout le monde est d'accord pour admettre que les vitamines agissent sur la vision.

Avant d'entrer dans les détails, il faut savoir que la **vitamine A** (encore appelée « rétinol ») est la vitamine oculaire par excellence. Elle joue un rôle primordial dans le métabolisme de la conjonctive et de la cornée, et surtout elle fait partie du cycle de régénération du pourpre rétinien. Sa déficience entraîne des troubles de l'adaptation nocturne et de la vision en faibles éclairages. En particulier l'héméralopie : le malade par avitaminose A cesse de voir *dès* que la nuit tombe.

La **vitamine B_1** est aussi indispensable à la bonne santé de l'œil. En cas d'avitaminose B_1, on constate des lésions de la conjonctive ou de la cornée, des troubles du nerf optique, et des paralysies partielles des muscles oculaires (strabisme).

La **vitamine B_2** peut intervenir dans la chute des cils et certains troubles oculaires, en particulier et surtout l'hypervascularisation de la conjonctive et de la cornée, la photophobie, les conjonctivites et kératites et leurs opacités cicatricielles (taies), l'iritis et les névrites optiques... De plus B_2 favorise la vue dans la demi-obscurité, comme A.

Les **avitaminoses C_1 et C_2** peuvent provoquer des hémorragies sous-conjonctivales ou rétiniennes, car elles sont facteurs régulateurs de la perméabilité capillaire et de la fragilité capillaire des vaisseaux des yeux, comme P et B_3.

L'**avitaminose D** peut jouer un rôle dans la formation de la cataracte ou opacité cristallinienne. Le manque de vitamine E peut avoir un effet pathologique sur la dégénérescence rétinienne.

On peut prescrire les vitamines par la bouche, en collyres et en pommades oculaires uni ou polyvitaminés.

Les vitamines A, B, C et D sont des cicatrisants oculaires.

*
* *

2. Quelques indications thérapeutiques vitaminées oculaires

Affections oculaires en général, tonique oculaire : A (Rétinol).
Amaurose : A et D (Arovit, Adégic, Auxergyl) et Total B.
Amblyopie : ajouter au précédent : B_2, B_{10} ou H_2, I (si consécutive à une intoxication : alcool, tabac...).
Amblyopie crépusculaire : (voir Héméralopie). Surtout A.
Allergies oculaires : A, B_1, B_2, B_3 (Nicobion), B_6, B_8, B_{10}, C (Collagénan). Ces vitamines traitent en particulier l'allergie à la lumière (neige, soleil, soudeurs à l'arc, éblouissement nocturne des automobilistes...). Voir Photophobie. Collyres et pommades polyvitaminés A + C + D, Collyre Néoparyl B_{12}, Vitasédine.
Artérite rétinienne : E (Ephynal, Difrarel E).
Asthénopie : A, B_1, B_2, C.
Atrophie du nerf optique : A, B_1, B_2, B_3, B_{10}, I (si consécutive à une intoxication : alcool, tabac, urémie, diabète, syphilis, etc.), B_{12}.

Blépharites : A, C, B_2, B_8.
Blépharospasme : B_1, B_2, B_6.
Brûlures cornéennes : A, B_2, C, D et collyres et pommades vit. A et polyvitaminés.
Cataracte : B_2 (Béflavine), C (Laroscorbine, Vitascorbol), et A (rétinol = Arovit, Avibon...), collyres vit. C (Vita-iodurol), B_1, B_3, B_4 (collyre Vitaphakol), D, Catarluse vit. D, Phakan vit. B_6 + C + I, Thiamine ascorbique B_1 + C...

Choroïdites : A et B_1.
Conjonctivites : A, B_2, B_1, C, D, collyres et pommades polyvitaminés, Vitaseptine, Collyre vit. C (cicatrisant et anti-infectieux).
Cornée hypervascularisée (œil rouge) : B_2 (Béflavine) et comme Conjonctivites et Allergies oculaires.
Cornée opacifiée (taie) : B_2, collyres et pommades polyvitaminés.

Daltonisme : B_{12}.
Diplopie : A, B_1, B_2, B_3, C, D.

Etats dégénératifs du globe oculaire : B_1, B_2, C, D, E, P (Glucivit).

Fatigue oculaire : A et D (Vitadone), Collyre Vita A, Collyre vitamine C, collyres et pommades polyvitaminés.

Fibroplatie rétro-cristallienne, surtout des prématurés : E.
Fortifiants oculaires : A, B_1, B_2, C, collyres et pommades polyvitaminés.

Glaucome : B_3, B_6, D, P (Solurutine nicotique, Collyre Vitacarpine B_1).

Héméralopie : surtout A (Arovit, Adégic, Avibon...), B_2, B_3, C.
Hémiopie :

— *passagère :* B_1 (Bénerva) ;
— *permanente :* A, B_1, B_2, B_3, C.

Hémorragies oculaires :

— *Sous-conjonctivales :* C_2, K, P (Rutascolkalléone, Solurutine nicotique, Collyre Angiphtal, Rutine nicotinamine).
— *Rétiniennes :* voir Rétinites, B_1, B_{12}, B_9, C.

Inflammations du segment antérieur de l'œil : A, B_2, C, Collyres Vitacortisol et Vitazinc (B_1).
Iritis : A, B_1, B_2, B_{12}, P et C. Le Bétrimax ($B_1 + B_6 + B_{12}$) est antinévritique et antalgique.

Kératites : A, B_2, B_3, C, D (si urgence Arovit et Béflavine). Collyres et pommades vit. A et C, Virazinc B_1, Collyre vit. B_{12}, collyres et pommades polyvitaminés.
Kératocones : D.

Larmoiement : A et B_2.

Migraines ophtalmiques : B_1 (Bénerva).
Myopie évolutive de l'adolescent : E (Ephynal, Difrarel E), D (Alvityl, Auxergyl, Uvestérol), et collyres et pommades polyvitaminés.
Myosis : B_1.

Névralgies oculaires : B_1, B_5, B_6.
Névrites optiques : A, B_1, B_2, B_3, B_6, B_{12} (Vitanévril). Les vit. B_1, B_6, B_{12}, sont indiquées dans les névrites optiques d'alcoolisme et de tabagisme (Bétrimax, B_1 et B_6 Roche).
Nyctalopie : B_2 et I.
Nystagmus : B_2 (crampes des moteurs oculaires), B_4 et B_6 (tremblements), B_1 et C (thiamine ascorbique).

Œdème papillaire : A, B_1, B_3, B_6, E.
Œil sec (lentilles de contact) : A et B_3 (xérophtalmie, voir Kératites).

Opacités de la cornée : A et B_2. Voir Cataracte + collyres et pommades polyvitaminés.

Ophtalmies, séquelles de troubles oculaires divers, suites opératoires de la chirurgie du globe oculaire : A et B_2, collyre Vitacortisol, vit. C, collyres et pommades oculaires polyvitaminés. Voir Conjonctivites et Kératites.

Ophtalmies des neiges, des soudeurs à l'arc : A, B_1, B_2, B_3, B_6, B_8, B_{10}, C (Nicobion, Collagénan) et voir Photophobie et Allergie oculaire.

Orgelets : D (levure de bière).

Paralysies des muscles droits externes : B_1.

Paralysies oculo-motrices : ajouter B_2.

Photophobie : A, B_1, B_2, B_3, B_5, B_6, B_{10}, C (Collagénan, Nicobion, collyre), Néoparyl B_{12}.

Ptosis : B_1, B_2.

Retards de cicatrisations oculaires : A, B_5, B_8, C, D, E, K, P, (Hydrosol polyvitaminé, Plurimétavit...). Collyres et pommades polyvitaminés, Collyres B_{12}, C et A.

Rétinites : B_3.

Rétinite hémorragique : C_2, K, P (solurutine nicotique), B_1, B_9, B_{12}.

Dégénérescence rétinienne : E.

Scotome : B_1, B_{12}.

Strabisme : A, B_2, C, D et surtout B_1 (Bévitine).

Taies : A, B_2, B_3, C, D, collyres et pommades polyvitaminés.

Ulcères de la cornée : A, B_2, C et comme retard de cicatrisations oculaires.

Vision crépusculaire diminuée, adaptation à la conduite nocturne des autos : A (Aétinol = Arovit...) et B_2 (Riboflavine = Béflavine).

N.B. : la vitamine A est la vitamine de l'œil (rétinol) : elle contribue à cicatriser toutes les plaies oculaires, et à éviter les opacités et les taies cicatricielles ou à les faire fondre. On l'associe souvent aux vitamines B_1 et B_2.

Xérophtalmie : A (les yeux secs).

Comme nous l'avons déjà vu, la carence de vitamine A entraîne bien des troubles oculaires, dont entre autres l'héméralopie, la cécité crépusculaire et des troubles d'adaptation à l'obscurité dont le test suivant fera aisément comprendre la nature.

3. Test d'adaptation à l'obscurité (d'après Leboulanger)

On peut objectiver la carence en pratiquant un test adaptométrique qui consiste à exposer d'abord les yeux à une lumière vive dont le but d'épuiser le pourpre rétinien, puis à mettre le patient dans l'obscurité où on lui présente des objets faiblement éclairés.

Pendant que se régénère la rhodopsine, la vision crépusculaire qui fait intervenir les bâtonnets se substitue peu à peu à la vision par les cônes, et le sujet perçoit des éclairages de plus en plus faibles. Ce processus d'adaptation à l'obscurité est très lent. En effet, la rhodopsine se recompose en une heure environ, délai au bout duquel la vision de l'homme, par l'intermédiaire des bâtonnets, atteint une sensibilité maximale. En traçant des courbes adaptométriques, on constate qu'il faut parfois plusieurs heures d'adaptation à l'obscurité avant qu'un sujet carencé en vitamines A et B_2 ne perçoive les faibles lueurs perceptibles au bout de trente minutes par un individu normal.

Cela est intéressant, en particulier pour les conducteurs automobiles éblouis la nuit par les phares des voitures qui viennent en sens inverse (surtout avec les nouvelles réglementations de codes obligatoires en ville).

Donc, automobilistes qui roulez de nuit, mangez des carottes crues qui contiennent les vitamines A (Rétinol) et B_2 (Riboflavine).

*
* *

Par ailleurs, en association avec des extraits glandulaires et du glucomate de calcium, la vitamine D joue un rôle important dans la nutrition du cristallin où elle permet d'améliorer sensiblement l'assimilation du calcium. Ces différents facteurs consistent à maintenir l'acuité visuelle, ou même à l'augmenter, par arrêt de l'opacification du cristallin (Catarluse vitamine D).

ANNEXE : ŒIL ET VITAMINES,

par le docteur Binet-Loron (ophtalmologiste)

L'œil est atteint de façon inégale par les syndromes carentiels vitaminiques.

La plus importante des vitamines concernant la fonction oculaire est la vitamine A, dont l'absence — ou la carence — est très préjudiciable au globe oculaire.

Les manifestations oculaires des avitaminoses en général et leur traitement, sont à l'heure actuelle bien connues, alors que la pathogénie oculaire non carentielle reste encore très imprécise.

Nous envisagerons ci-après les principales vitamines et leurs affections oculaires propres.

1. La vitamine A

Appelée encore rétinol ou axérophtol, c'est la plus importante des vitamines en ophtalmologie, par son rôle dans les processus physico-chimiques de la vision.

a) Carence en vitamine A

Sa carence provoque des atteintes oculaires caractéristiques :

1) **Sur la fonction rétinienne :** les principaux pigments visuels sont la rhodopsine dans les bâtonnets, et l'iodopsine dans les cônes.

— La **rhodopsine** (ou pourpre rétinien) est l'élément photosensible des bâtonnets. Elle est sensible aux faibles intensités lumineuses.

— L'**iodopsine** est contenue dans les cônes. Elle est sensible aux fortes intensités lumineuses.

2) **Sur la fonction épithéliale :** si l'action de la vitamine A sur les épithéliums est peu connue, on sait par contre que sa carence entraîne des troubles caractéristiques : sécheresse, formation d'épithéliums kératinisés touchant la conjonctive, la cornée et la peau.

b) Troubles oculaires dus aux avitaminoses A

1) L'**héméralopie,** qui constitue le signe le plus précoce du syndrome oculaire : le sujet présente une gêne visuelle crépusculaire et au passage brusque de la lumière à l'obscurité.

Au stade de début, avec un traitement approprié, les lésions sont réversibles. Au stade suivant, les lésions sont plus graves et associées à des altérations kérato-conjonctivales.

2) La **xérophtalmie** débute par une sécheresse des conjonctives, puis une kératinisation conjonctivo-cornéenne, ou xérophtalmie proprement dite. L'évolution se fait vers l'ulcération et la vascularisation, puis nécrose de la cornée (ou kératomalacie) qui s'infecte et aboutit à la cécité. Le kérosis s'associe à de petites taches triangulaires et blanches, caractéristiques de cette affection, ou taches de Bitot, dans l'aire de la fente palpébrale.

c) Thérapeutique

On prescrit la vitamine A par la bouche (Arovit, Avibon), seule ou en association avec d'autres vitamines (Adégic = A + D), Uvestérol (A + C + D + E), Alvityl, etc., ou en collyres et en pommades, seule ou en association avec d'autres vitamines (pommade oculaire polyvitaminée = A + C + D).

2. Le complexe vitaminique B

a) La vitamine B_1 (ou thiamine)

Rôle biologique : la teneur de cette vitamine en tant que co-carboxylase serait abondante dans le cristallin. Les syndromes oculaires de la carence en vitamine B_1 consistent dans le béribéri et l'encéphalopathie de Gayet-Wernicke.

Le béribéri entraîne :

— Un *syndrome de névrite optique,* avec baisse de l'acuité visuelle, scotome central ou cæco-central, trouble de la vision des couleurs, pâleur temporale de la pupille au fond d'œil.

— Des *signes conjonctivaux :* pâleur, sécheresse.

— Des *signes cornéens :* hypo-esthésie par atteinte du trijumeau.

— Parfois des *paralysies oculo-motrices* intrinsèques et extrinsèques.

L'**encéphalopathie de Gayet-Wernicke** survient chez les alcooliques chroniques et en Orient par carence vitaminique B_1. Le signe oculaire constant est le *nystagmus.* Il peut s'y associer :

— une *paralysie des droits externes* et des mouvements conjugués ;

— un *ptosis* dans 50 % des cas ;

— des troubles pupillaires à type de *myosis* ;

— au fond de l'œil, des *hémorragies rétiniennes,* une *pâleur temporale* ou un *œdème papillaire.*

Son rôle dans l'éthiopathogénie des cataractes n'est pas admis.

Traitements : vitaminothérapie B_1 (B_1 Delagrange, Labaz, Roche, Bénerva, Bévitine, etc.) ou Complexe B (B Chabre, Bécozyme, etc.) et collyre Vita B.

b) La vitamine B_2 (ou riboflavine)

Rôle biologique : elle joue le rôle de transporteur d'hydrogène dans le métabolisme cellulaire. Elle intervient dans la synthèse protidique, et on la retrouve dans la rétine à l'état libre.

Signes oculaires de la carence en vitamine B_2 : larmoiement, photophobie, picotements. Au limbe, on trouve une hypervascularisation conjonctivale, puis l'évolution se fait vers la vascularisation totale de la cornée.

S'y associent des ulcérations et opacités cornéennes, et parfois une blépharite angulaire.

Traitement : Béflavine en comprimés de 10 mg et en ampoules de 2 ml ou en Complexe B (B Chabre, Bécozyme, etc.), collyre Vita B.

c) La vitamine B_3 ou PP (ou nicotinamide)

Rôle biologique : il serait considérable, la vitamine B_3 intervenant dans le cycle du pourpre visuel.

Syndrome oculaire de la pellagre : l'atteinte cornéenne (ou *kératopathie pellagreuse)* se traduit tout d'abord par des ulcérations épithéliales ponctuées, une blépharite caractéristique et une pigmentation du limbe. L'évolution se fait vers une kératopathie interstitielle, puis une vascularisation cornéenne.

D'autres symptômes sont plus rares :

— *névrite optique* évoluant vers l'atrophie optique ;

— *paralysies oculo-motrices ;*

— *ptosis, nystagmus...*

Traitement : par la bouche (Nicobion) ou en association avec d'autres vitamines : Glutamag ($B_1 + B_2 + B_3$), Bécozyme, B Chabre, etc., ou en collyre (Rutine nicotinamide Faure).

d) La vitamine B_5 (ou acide pantothénique)

Sa carence est exceptionnelle en ophtalmologie. Elle provoquerait des blépharites ou des conjonctivites (recherches expérimentales).

e) La vitamine B_6 (ou pyridoxine)

Son avitaminose oculaire isolée est exceptionnelle. Elle provoquerait des blépharites ou des conjonctivites (recherches expérimentales).

f) La vitamine B_8 ou H_1 (ou biotine)

L'expérimentation a mis en évidence des blépharites, des sécrétions conjonctivales et des opacités cornéennes.

g) La vitamine B_{12} ou L_2 (ou cobalamine)

Le syndrome oculaire fait partie du syndrome général, en particulier de l'anémie :

— *Pâleur de la rétine* diffuse, les vaisseaux choroïdiens sont très visibles ; œdème rétinien donnant un aspect succulent à la rétine.

— *Hémorragies de la rétine* en nappes, jusqu'à la périphérie.

— Il peut s'y associer une atteinte des voies optiques, avec *névrite bilatérale* entraînant une baisse de l'acuité visuelle, scotome cæco-central, troubles de la vision des couleurs (daltonisme) et évoluant vers l'atrophie optique.

Traitement : les vitamines B_9 ou L_1 (acide folique) et B_{12} ou L_1 (cobalamine) interviennent dans les anémies des névrites optiques. Carencyl associe ces deux vitamines.

3. La vitamine C (ou acide ascorbique)

Rôle biologique : elle joue le rôle de transporteur d'hydrogène par oxydoréduction.

Syndrome oculaire : l'avitaminose C provoque un syndrome hémorragique avec :
— des hémorragies sous-conjonctivales ;
— des hémorragies sous-périostées entraînant une exophtalmie ;
— des hémorragies intra-orbitaires ;
— des hémorragies iriennes et rétiniennes.

On lui attribue un rôle dans la pathogénie de la cataracte sénile, sans que l'on en ait eu la preuve. En effet, la vitamine C joue un rôle important d'oxydoréduction dans le métabolisme du cristallin. Il y a une baisse de vitamine C dans les cristallins atteints de cataracte, mais cette baisse n'est pas constatée dans le scorbut ni dans la transparence du cristallin altéré. On ne connaît donc pas son rôle sur le cristallin.

Traitement : par la bouche : la vitamine C peut être prescrite seule (Laroscorbine, Vitascorbol), ou associée à d'autres vitamines (Uvestérol, Alvityl, Nicoscorbine, Quotivit...), ou en collyres et pommades oculaires, seule ou associée (telle la pommade oculaire polyvitaminée A + C + D).

4. La vitamine D (ou calciférol)

Rôle biologique : elle aurait un rôle dans l'évolution de la maladie *myopique* et du *kératocône*, mais il n'y a actuellement aucune base solide permettant de l'affirmer.

L'hypervitaminose D se traduit, par contre, par des dépôts conjonctivaux et cornéens.

5. La vitamine E (ou tocophérol)

On lui attribue une activité thérapeutique dans la myopie. Difrarel E.

6. La vitamine K (ou ménadione)

Ses manifestations oculaires sont liées au syndrome hémorragique.

GENERALITES

Adhérences après opérations chirurgicales : E (Ephynal).
Anaphylaxie : C, A, B_1, B_3, B_6, B_{12} (Levure de bière).
Anorexie : B_{11} (carnitine, la vitamine de l'appétit), A, B_1, B_2, B_8, C, D.
Artérite : E, B_3, C_2, P.
Arythmie : B_1 (régularise le cœur et la tension artérielle), B_6, D, E.
Asthme : B_{10} et comme *Anaphylaxie.*
Athrepsie : comme *Anorexie* (Bicarnésine = B_{11}).
Athropie musculaire : E, B_1, B_4, B_6, B_{12}, B_{11}, D (Levure de bière).
Auto-intoxication : B_1, C.
Avitaminoses : voir *Béribéri, Pellagre, Rachitisme, Scorbut,* etc., selon les cas. Dans les cas douteux, faire un traitement polyvitaminé (Levure de bière, etc.).

Benzolisme : B_2, B_8, B_9, B_{12}, C (Levure de bière...).
Béribéri : B_1 et total B, C.

Cheveux blancs : B_5.
Cholestérolémie : F, J et I (huiles Diétex, de Carthame, Lécithine de soja, Levure de bière).
Chute des cheveux : B_2 (Béflavine), B_5 (Bépanthène), B_8 (Biotine) = ensemble.
Convalescence : (comme Anorexie) ; Céréales germées, levure de bière.
Crampes : B_2.

Démence : B_3.
Dénutrition : complexe B Chabre, Bécozyme.
Dépigmentation : B_5.
Dermatoses : B_3.
Diabète : B_1.
Diarrhée : B_3.
Doping : C (Laroscorbine, Vitascorbol), B_1, B_6 (Bécilan), B_3, Alvityl, Hydrosol polyvitaminé, Uvestérol...

N.B. : le doping par vitamine est légal, et n'amène pas de dépression après l'effort.

Douleurs : Complexe B Chabre, Bécozyme, B_1 + B_6 + B_{12} ensemble (Bétrimax) ou B_1 seule (Bénerva), ou B_{12} seule (Novobédouze, Hydroxo = en piqûres I.M. ou I.V. = dans les cas suraigus).
Dyspnée : B_{10}.

Encéphalites : B_1, B_{10}, B_6 (après Rimifon).
Exostoses : A et D ensemble (Auxergyl, Uvestérol...).

Fatigue : (voir Doping) ; avant C, A, B_1, B_2, B_3, B_6 (Alvityl, Bécilan, Bécozyme, $B_1 + B_6$ Roche, Quotivit, Survitine...).
Fatigue musculaire : B_2 (Béflavine), B_3, C, E.
Fatigue hivernale : A, B, C, D, E (polyvitamines).
Fièvre : A (Arovit, Avibon), C (Laroscorbine, Vitascorbol).
Fièvre aphteuse : B_2, B_3, C.
Fièvre typhoïde : A et C.
Fissure anale : B_6, C_2, K, P.
Fistule anale : A et C.
Fractures : A, D, C.
Fragilité capillaire : C_2, K, P (Solurutine nicotique).

Goitres : A, B, C, D, B_1.
Grippe : surtout C (Laroscorbine, Vitascorbol) et A (Arovit, Avibon), B_1, B_2, B_3.
Asthénie post-grippale : C, B_{12}, A. Si antibiotiques, ajouter B_{13} (Ultraflore).

Haleine fétide : C, P, I, J (Métionine-inositol-choline).
Hématémèses : C_2, K, P.
Hémoglobinurie : C_1, C_2, K, P.
Hémophilie : C_2, D, K, P.
Hémorragies du nouveau-né : K_1, C.
Hémorroïdes : B_6, C_2, P.
Hypertension artérielle : B_2, B_3, C_2, E, I, J, P (Solurutine choline et Papavérine), B_1.
Hypervitaminose : interruption de la médication vitaminée, dilutions homéopathiques de la vitamine en excès. Si choc thiaminique, faire corticothérapie en piqûres. Si hypervitaminose K, faire anti-vitamine K (Dicoumarol, anticoagulants).
Hypotension : B_1 (régularise la tension artérielle et le cœur), C, A.
Hypovitaminose : prescrire la vitamine carentielle, par exemple B si béribéri, C si scorbut, D si rachitisme, B_3 ou PP si pellagre...

Lorsque l'on n'est pas très sûr, faire médication polyvitaminée (levure de bière, Hydrosol polyvitaminé, Alvityl, Uvestérol, etc.).

Idées fixes : B_1, D.
Impuissance : avant tout E (Ephynal), et B_1, B_6, B_{10} + polyvitamines comme Hypovitaminoses.
Incontinence d'urine : E, D.

Insolation : B_1, C.
Insomnies : A, B_1, B_6, D.
Intolérances médicamenteuses : Complexe B Chabre, Bécozyme.
Intoxications médicamenteuses : le traitement varie selon le médicament en cause ; nous n'envisagerons ici que ce qui intéresse les vitamines :

— *Diminution du nombre des globules rouges,* en particulier après antibiotiques : B_9 (Foldine), B_{12} (Docémine, Cobanzyme), et B_6 (Bécilan).

— *Diminution du nombre des globules blancs,* en particulier après antibiotiques : B_4 (Adénine, traite surtout la chute du nombre des polynucléaires neutrophyles), B_6 (Bécilan, traite surtout la chute du nombre des lymphocytes et des globules rouges).

— *Diminution de la flore intestinale normale* après antibiotiques (diarrhée) : B_{13} (Ultraflore).

N.B. : Carencyl associe entre autres les vitamines B_6, B_9, et B_{12}.

— *Intoxication après chimiothérapie* (isoniazide, sulfamides, antibiotiques, sels d'or) et radiothérapie : B_3 ou PP (Nicobion).

— *Intoxication après pyramidon ou rimifon :* B_6 (Bécilan).

— *Intoxication après streptomycine* (troubles auriculaires tels que surdité, vertiges) : A (Arovit, Avibon) et B_3 ou PP (Nicobion).

N.B. : dans tous les cas, faire en plus une thérapeutique polyvitaminée (Alvityl, Hydrosol polyvitaminé, Uvestérol, Carencyl, Quotivit, levure de bière...) avec, en plus, des dilutions homéopathiques du médicament en cause.

— *Anorexie après antibiotiques :* B_{11} (Carnitine).

Langue noire : B_3.
Leucopénies : B_4.
Lipides : J.
Lucite : B_5, B_6, B_{10} (Collagénan).

Maigreur : B_{11} (Carnitine = donne de l'appétit), A, B_1, B_2, B_3, B_6, B_{12} (B Chabre, Bécozyme), C, D, E, F.
Mal des montagnes : Complexe B Chabre, Bécozyme.
Mal des transports (auto, avion, bateau...) : B_1, D, + Cocculine.
Mal de Pot : surtout A et D (Auxergyl), et C, polyvitamines, cure hélio-marine, Berck.
Maladie d'Addison : C (Laroscorbine, Vitascorbol).
Maladie de Dupuytren : B_1, C, E.
Maladie de Gougerot : A, B_2, B_3, B_6, C, E.
Maladie des griffes de chat : C.

Maladie d'Hoffmann : B_1, C.
Maladie de Raynaud : B_1, B_3, C (Nicyl).
Maladie de Parkinson : B_6 (Bécilan), B_1, B_3, B_{12} (Céréales germées), B_{10}.
Maladie de Schaumann : A, C, D.
Mélancolie : B_1, B_3, C, D, E (sénile).
Mémoire (perte de) : B_1, B_3 (Céréales germées).
Méningisme (réactions méningées de la grippe par exemple) : A, C (jus de fruits pressés).
Moignons douloureux des amputés : B_1 (Bénerva) + polyvitamines (Hydrosol polyvitaminé, Carencyl, Alvityl, Quotivit, Bétrimax...).
Mononucléose infectieuse : D.

Rappelons encore quelques anomalies de la formule sanguine améliorées par la vitaminothérapie :

— B_4 (Adénine) traite la diminution du nombre des globules blancs, en particulier des polynucléaires neutrophyles.

— B_6 (Bécilan) traite la diminution du pourcentage des lymphocytes, et plus accessoirement des globules rouges, comme B_4 d'ailleurs.

— B_9 (Foldine) et B_{12} (Docémine, Cobanzyme) traitent surtout la diminution du nombre des globules rouges.

Dans tous ces cas on peut les associer avec les vitamines A, B_1, B_2, B_3, D, E.

Myalgies : B_1, B_2, C, E.
Myasthénie : B_6 (Bécilan).
Myopathies : B_6.
Myosis : B_1.

Néphrites : C, P.
Néphrose lipoïdique : A, C.
Nervosisme : B_1 (Bévitine, Bénerva), B_6 (Bécilan).
Neurasthénie : B_1, B_3, B_6, D (Cure royale Boribel).
Névralgies : B_1, B_6, B_{12} (Bétrimax).
Névralgies faciales : ajouter B_1 seule (Bénerva, Bévitine).
Névrites : avant tout B_{12} seule ou associée à B_1, B_6, B_2 (Bétrimax) (Novobédouze, Hydroxo = en piqûres).
Nostalgie : B_1, B_3, C.
Nystagmus : B_1, B_2, B_4, B_6, C.

Obésité : B_1, C, E, I.
Œdèmes : B_1, B_3, B_6, E.
Ongles déformés : B_1, B_2, D.

Orchite : A. Si orchite ourlienne, ajouter C. Si menace d'orchite, ajouter E (Ephynal).
Ostéites : A, C, D (cures hélio-marines à Berck, Uvestérol).
Ostéomalacie : polyvitamines (Hydrosol polyvitaminé, Alvityl...).
Ostéomyélite : A, C, D.
Ostéoporose : C, B_{11}, B_{12}.
Opérations chirurgicales :
— *Prévention du choc opératoire :* C (Vitascorbol).
— *Prévention des hémorragies :* K_1.
— *Prévention des adhérences cicatricielles :* E (Ephynal).
N.B. : les vitamines A, B_2, B_5, B_8 et C accélèrent la cicatrisation.

Paludisme : A, B_1, B_{12}, C.
Pellade : B_2, B_5, B_8.
Pellagre : B_3.
Périostite : A, C, D.
Perlèche : B_2 (Béflavine), C (Laroscorbine, Vitascorbol), (B_2 C Lemoine).
Pleurésie : A, C, D, E.
Pneumopathie, pneumoconiose : B_{10} (par la bouche et en aérosol = Paraminan).
Ptosis : B_1, B_2.

Rectites : A, B_3, C, P.
Réflexes abolis : B_1 (Bénerva, Bévitine).
Rhumatismes : avant tout B_{12} (Hydroxo, Novobédouze) et en association avec B_1 et B_6 (Bétrimax). Si rhumatisme articulaire aigu, ajouter C (Laroscorbine, Vitascorbol, Complexe B Chabre et Bécozyme.
Rhumes : avant tout C, et A, B_1, B_2, B_3.
Rides : A, B_1, B_2, C (levure de bière).
— A combat le dessèchement et la rugosité de la peau (peau sèche).
— B_1 entretient la circulation de la peau.
— B_2 combat le craquellement de la peau.
— C maintient l'élasticité de la peau.
— C_2 et P combattent les varicosités.
Donc : fruits frais, légumes verts, salades, yaourts, Céréales germées, levure de bière, lait cru et laitages non bouillis...

Scorbut : C (Laroscorbine, Vitascorbol, jus de fruits frais, légumes crus passés au mixer).
Scotome : B_1, B_{12}.

Sénilité : B_3, E.
Septicémies : C.
Soldats en campagne et sportifs : C (citrons).
Spasmophilie : B_3, D, B_1.
Spermatorrhée : B_6, E.
Sprue : B_1, B_2, B_3, B_9 (Foldine), B_{12}, C, D, K (levure de bière).
Stérilité : avant tout E (Ephynal), B_1, B_2, B_3, B_{12}, C.
Syncopes (tendance aux), **lipothymie :** B_1, D.
Syphilis (suites lointaines d'une syphilis traitée) : A, B_3, C.

Tabagisme (scorbut des fumeurs) : C (Laroscorbine, Vitascorbol).
Tachycardie : B_1, C (voir Ménopause, Nervosisme...).
Tétanie : D.
Thromboses : B_3, C_2, K, P.
Trachéites : B_6, C, D.
Tremblements : B_4 (Adénine), B_6 (Bécilan), C, B.
Troubles de croissance : A, Complexe B (Chabre, Bécozyme), C, D, E.
Tuberculose :
— *Pulmonaire :* polyvitamines (Hydrosol, Uvestérol, Alvityl, Quotivit, Carencyl, Survitine...).
— *Osseuse :* avant tout A et D (Auxergyl) + cures héliomarines (Berck), Uvestérol...
Tularémie : C.

Urétrites : B_3, C.

Vomissements acétonémiques : I et J (Méthicol).

TRAITEMENTS PAR LES VITAMINES DE TROUBLES PATHOLOGIQUES PROVOQUES PAR CERTAINS MEDICAMENTS

Il y a des cas où il faut bien prescrire un ou plusieurs médicaments, tout en sachant très bien qu'il y aura un ou plusieurs contrecoups fâcheux. C'est en particulier le cas des antibiotiques et des sulfamides ; il est donc devenu habituel de prescrire simultanément des levures afin d'essayer d'éviter une détérioration quelconque, secondaire du traitement prescrit.

Il s'agit donc avant tout de bien peser le pour et le contre, et de ne prescrire de tels traitements que si véritablement les avantages l'emportent de beaucoup sur les inconvénients.

Dans tous les cas, le plus simple est de prescrire en même temps que le médicament dangereux, 1 cuillerée à café de *levure de bière* dans un yaourt après les deux principaux repas (ou des *Ultraflore, Ultralevures,* etc.).

L'avantage de la levure de bière est qu'on la trouve partout, qu'elle est facile à absorber et d'un prix modique. Enfin, elle représente la polyvitaminothérapie pratiquement universelle, surtout si on l'adjoint au yaourt qui contient en outre des ferments lactiques frais.

Ci-dessous, quelques cas particuliers, avec leurs vitamines propres :

Antibiotiques

B_1 : toutes indications médicamenteuses (Bévitine...).

B_2 : toutes indications endogènes ou exogènes (Béflavine...).

B_3 (Nicobion) : les Anglo-Saxons résument ses indications en quatre mots : pellagre, dermatose, diarrhée, démence.

B_3 est à prescrire lorsque l'un de ces signes apparaît après un traitement par antibiotique de longue durée. On peut parfois essayer de les prévenir en la prescrivant préventivement, en même temps que l'antibiotique.

B_4 (Adénine) est indiquée dans l'asthénie post-opératoire, caractérisée par la diminution du nombre des globules blancs, en particulier des polynucléaires neutrophyles.

B_6 (Bécilan, Pyridoxine) est indiquée dans la diminution du nombre des lymphocytes et des globules rouges, dans l'anémie post-antibiotique.

B_9 et **B_{12}** (Foldine et Cobanzyme) soignent la diminution du nombre des globules rouges après antibiothérapie. On les associe souvent, dans Carencyl par exemple (B_6 + B_9 + B_{12}) ou dans des traitements polyvitaminés du groupe B en particulier (B Chabre, Bécozyme, Bétrimax, Survitine...) pour prévenir et traiter les troubles métaboliques et nutritionnels consécutifs à des traitements prolongés par antibio ou sulfamidothérapie.

B_{13} (acide orotique) reconstitue la flore intestinale perturbée par des traitements antibiotiques. On la prescrit sous forme d'Ultraflore où elle est accompagnée de levures ultra-hautes, ce qui lui donne une double action : elle accélère la multiplication de la flore utile de l'intestin, et freine la prolifération de la flore pathogène.

En général, une polyvitaminothérapie bien prescrite prévient et traite les accidents cutanéo-muqueux et digestifs des antibio et sulfamidothérapies (Alvityl, Bécozyme, Survitine...).

Les accidents neurotoxiques relèvent des vitamines B_6 et C (Pyridoscorbine) ; les anémies post-antibiotiques de B_6, B_9 et B_{12} (Carencyl). Les carences vitaminiques consécutives aux traitements par antibiotiques (sulfamides, agents physiques et chimiques...) dépendent des Hydrosols polyvitaminés. L'agranulocytose post-antibiotique est plus particulièrement le lot de B_4 (Adénine) ; les polynévrites médicamenteuses de B_6 (Bécilan, Pyridoxine) et de ses associations B_1 + B_6 + B_{12} (Bétrimax, Terneurine...).

Anaphylaxie

Vitamine C seule (Laroscorbine, Vitascorbol) ou associée (Surélen...).

Anticonvulsivo-thérapie

(Oxazolidine dione) : **B_4** (Adénine).

Arsénothérapie : B_4 (Adénine).

Chimiothérapie

En général : B_3 (Nicobion), B_{13} (acide orotique = Ultraflore) et polyvitamines (levure de bière, Bécozyme, Hydrosols, Survitine, Quotivit OE en association avec des oligo-éléments, Plurifactor, Polytonyl...).

Chloramphénicol : B_4 (Adénine).

Chrysothérapie

B_4 (Adénine) et **B_3** (Nicobion 500).

Cortisonothérapie

B_3, B_6, B_{12}, C (Surélen) = recharge cortico-surrénalienne pendant les périodes de sevrage cortisonique. La cortisone est l'anti-polyvitamine universelle. Elle est donc indiquée dans toutes les hypervitaminoses (choc thiaminique en particulier) et toutes les allergies aux vitamines (Cobolamine).

Isoniazide, ou Rimifon, ou I.N.H.

B_3 (Nicobion), **B_6** (Bécilan, B_6 Richard, Pyridoxine...) et **C** (acide ascorbique). Ces vitamines s'opposent aux effets métaboliques de l'isoniazide, alors que ses réactions neurologiques sont prévenues et traitées par l'adjonction de B_6 et C (Pyridoscorbine), ou B_1 et B_6 (Roche) ou B_1 + B_6 + B_{12} (Bétrimax, Terneurine, I.N.H. B_6).

Intoxications médicamenteuses prévenues et traitées par les vitamines

Avant tout, bien entendu, la *levure de bière* (= polyvitaminothérapie) : 1 cuillerée à café dans un yaourt après les repas.

Ultraflore (B_{13}) reconstitue la flore intestinale perturbée tout en freinant la prolifération de sa flore pathogène, Ultralevures, les complexes B Chabre, Bécozyme, Pluri métavit Spécia, Plurifactor (déficiences dues à des thérapeutiques agressives, comme radiothérapie ou chimiothérapie), Polytonyl (asthénies liées aux chimiothérapies prolongées, aux *vaccinations*...), Multamine (traitements antibiotiques de longue durée), alors que B_9 et B_{12} soignent les anémies post-antibiotiques (Carencyl les associe avec B_6).

Les Hydrosols polyvitaminés soignent les carences consécutives aux traitements par antibiotiques, agents physiques et chimiques ; B_4 est indiquée dans les granulopénies et les agranulocytoses et leucoses diverses après des thérapeutiques antitumorales ; B_6 dans les polynévrites médicamenteuses, soit seule (Bécilan), soit en association avec B_1 + B_6 + B_{12} (Bétrimax, Terneurine) ; B_{12} dans les polynévrites toxiques, infectieuses ou métaboliques ; B_1 + B_6 + C dans toutes les intoxications médicamenteuses (Bévitine, Bénerva, Pyridoxine, Pyridoscorbine...).

Mycothérapie

B_4 (Adénine).

Pyramidon

B_6 (Bécilan, Pyridoxine), C (acide ascorbique que Pyridoscorbine associe avec B_6) : elles préviennent et traitent les accidents neurotoxiques dus au pyramidon et au rimifon (I.N.H. B_6), et en général à tous les antibiotiques.

De son côté, B_4 (Adénine) prévient et traite les accidents des polynucléaires dus au pyramidon et au *phénylbutazone*.

Radiothérapie

B_1, B_3, B_6, C_2 et **P** préviennent et traitent les radiodermites et les asthénies post-radiothérapiques (Surélen contient B_3 + B_6 + B_{12} + C).

B_9 (Foldine) régénère les érythrocytes, et B_4 (Adénine) soigne les leucoses diverses (granulopénies, agranulocytoses...) dues aux radio-cobalto-bêtathérapies anti-tumorales (radio-isotopes, thrombopénies...) sans oublier Plurifactor (B_1 + B_2 + B_3 + B_6) qui traite les déficiences dues aux thérapeutiques agressives, telles : antibio, radio et chimiothérapies.

Somnifères

B_6 et **C** (Pyridoscorbine).

Streptomycine

Complications auriculaires, souvent imprévisibles, qui peuvent toucher les parties et les deux fonctions de l'oreille :

— la cochlée réservée à l'audition (bourdonnements d'oreilles, surdité) ;

— le vestibule ou labyrinthe, qui assure l'équilibre (vertiges, syndrome de Ménière).

Dans les deux cas : migraines.

Les vitamines A (Arovit, Avibon) et B_3 (Nicobion) peuvent parfois prévenir et traiter ces troubles qui, de toute façon, sont très difficiles à guérir. Essayer aussi les vitamines de la circulation des capillaires sanguins : C_2, K, P et PP (Esculoside, Ménadione, Rutine, acide nicotique = Solurutine nicotique), Nicyl et Nicyl B_6 ; Rutascol associe P et C, Kalléonicit les B_3 et B_7 ou I, Rovigon (A et E).

La streptomycine est à exclure lorsque le malade est un allergique connu aux céphalosporines. Toujours surveiller l'audiogramme.

Sulfamides

Comme Antibiotiques. B_3.

La vitamine I se conduit comme un véritable anti-sulfamide, et traite tous les troubles qu'ils peuvent provoquer (Inositol).

Anti-thyroïdiens de synthèse

B_4 (Adénine).

Vaccinations

A renforcé par **E** (qui est anti-oxydant), ce qui peut expliquer le rôle d'agent de désintoxication et de protection de la vitamine A, des enzymes et des hormones.

C qui, comme les précédentes, est anti-infectieux et, de plus, anti-anaphylactique (important en cas de choc vaccinal) et détruit les toxines (vaccinales).

$\mathbf{B_1}$ soigne toutes les intoxications médicamenteuses, ainsi que B_3 et B_6.

Polytonyl associe B_3 + B_6 + C.

Le *strabisme* après vaccination (antidiphtérique) peut parfois être amélioré par A, B_1, B_2, C, D et l'oligosol Zn + Cu.

ABUS DE MEDICAMENTS ALLOPATHES CORRIGES PAR VITAMINOTHERAPIE

Tout d'abord une remarque s'impose : en homéopathie il n'y a aucun trouble ou symptôme pathologique consécutif à une absorption trop importante ou de trop longue durée de médicaments homéopathiques.

En ce qui concerne l'abus des médicaments allopathes, on peut se reporter au chapitre précédent, traitant les *intoxications médicamenteuses*. Mais, il faut quand même faire une distinction entre intoxications et abus.

Le plus courant de ces abus médicamenteux est celui de l'aspirine. Il y a des personnes qui vivent avec un ou plusieurs comprimés d'aspirine par jour, et cela pendant des années et des années. Si bien qu'il nous est arrivé de trouver sur ces personnes de véritables cirrhoses dues à l'aspirine ou à ses dérivés.

A la longue, un tel abus d'aspirine devient pathologique. Et nous avons essayé de tracer en quelques lignes un petit schéma de ce qu'il convient de faire dans de telles circonstances.

Tout d'abord essayer de supprimer le ou les médicaments habituels, ou du moins les changer pour éviter l'accoutumance.

Ensuite savoir que :

— La vitamine $\mathbf{B_1}$ traite toutes les intoxications médicamenteuses (Bénerva, Bévitine).

— La vitamine $\mathbf{B_2}$ traite toutes les intoxications endogènes et exogènes (Béflavine).

— La vitamine $\mathbf{B_3}$ traite tout ce qui a rapport à la chimiothérapie, antibiotiques, sulfamides, rimifon, etc.

— Les vitamines $\mathbf{B_4}$, $\mathbf{B_6}$, $\mathbf{B_9}$, $\mathbf{B_{12}}$ toutes leurs anomalies sanguines et nerveuses (Carencyl, Bénerva...).

— La vitamine $\mathbf{B_{13}}$ traite les perturbations de la flore intestinale (Ultraflore).

— La vitamine **C** traite l'anaphylaxie médicamenteuse et aide à éliminer les toxines médicamenteuses.

— Les vitamines **I** et **J** les engorgements hépatiques médicamenteux... tels les abus d'aspirine et dérivés.

Ci-dessous, un traitement homéopathique raccourci pour les abus de médicaments allopathiques :

— *Au réveil :* sucer 2 granules de **Sulfur 5** (jours pairs) ou **Nux vomica 5** (jours impairs).

— *Midi et soir :* 1/2 heure avant les repas, sucer 2 granules d'**Hydrastis composé ;** au début des repas : 1 à 2 **Ultraflore** et, après les repas, 1 cuiller à café de **levure de bière** dans yaourt.

— *Au coucher :* une dilution du ou des médicaments allopathiques habituels, par exemple sucer 2 granules d'**Aspirine 5 CH.**

— *Le dimanche*, arrêter ce traitement et sucer seulement au réveil 5 granules de **Lycopode 5.**

Mais surtout, et avant tout, demander l'avis d'un médecin.

ANNEXE

vitamines et diététique

VITAMINES ET DIETETIQUE

Si les diététiciens font une si grande part aux vitamines dans les produits qu'ils conseillent, c'est qu'en effet les vitamines sont une alimentation naturelle, dont notre civilisation moderne nous éloigne malheureusement de plus en plus.

N'est-il pas paradoxal que les avitaminoses se retrouvent aux deux extrêmes du mode de vie :

— d'une part chez les populations primitives, sous-développées et sous-alimentées ;

— d'autre part chez les peuples nantis et prétendus hypercivilisés, mais qui vivent en circuit fermé, et qui ont perdu contact avec la vie naturelle, les produits naturels, et dont l'alimentation est frelatée et incomplète.

Mais laissons plutôt les diététiciens nous expliquer leur rôle et leur but :

Si l'on vit au grand air, loin des bruits de la ville et de son atmosphère polluée, si on mange régulièrement une nourriture saine et variée, la dose de vitamines est probablement suffisante.

Mais si l'on vit au cœur des villes modernes, respirant la fumée des usines, les gaz d'échappement, absorbant une nourriture transformée, dévitalisée et dévitaminée par un excès déraisonnable d'engrais chimiques, insecticides, colorants, solidifiants, ramollissants, etc., sans crudités, alors attention ! Entre une telle nourriture et les tensions auxquelles notre organisme est constamment soumis, la perte de vitamines — dont il a sans cesse besoin — est très grande.

L'alimentation moderne à base de graisses, de sucres, de farine purifiée, apporte des calories vides et tend à créer des carences vitaminiques indirectes.

Pour compenser cette perte et rétablir l'équilibre, il faut absorber des crudités dont les vitamines ne sont pas détruites par la cuisson, et des compléments vitaminés naturels.

Pour chacun des maux qui nous assiègent, la bonne nature nous offre généralement le meilleur spécifique. Il est là, à portée de main, s'offrant à nous à chaque pas sous la forme de plantes communes et familières, croissant au bord de nos rivières ou ruisseaux, au milieu de nos champs, prairies, forêts ou terrains incultes, au bord de nos routes ou sentiers de plaine ou de montagne. Nous n'avons qu'à nous baisser pour les ramasser !

Mais qui de nous sait encore les reconnaître ?

Il n'y a plus que quelques initiés à pouvoir profiter des précieux dons de la Nature, et à essayer d'en faire profiter les autres.

C'est pourquoi les diététiciens ont institué des compléments vitaminés. Il est impossible de les citer tous, sans courir le risque d'en oublier quelques-uns. Nous ne parlerons donc que des produits naturels les plus courants, en indiquant leurs propriétés respectives. Il appartiendra aux spécialistes en diététique, aux magasins de régime, de conseiller leurs clients et de leur recommander tel ou tel produit répondant à leurs besoins.

Mais attention : si les vitamines sont indispensables à la vie, il ne faut pas en abuser ! On doit les prendre en petites quantités, journellement, pour compléter les repas sans crudités. Il existe, en effet, un danger d'hypervitaminose qui, parfois, peut être aussi grave, sinon plus, que celui d'hypovitaminose.

Il est donc capital de savoir les choisir et les doser avec discernement. C'est le rôle des diététiciens qualifiés de savoir conseiller utilement et intelligemment leurs clients.

Dans les cas de carence aiguë, on peut prendre la ou les vitamines appropriées par quantités plus grandes, mais seulement après avis du médecin de famille.

Il est aussi également capital de savoir choisir les vitamines à absorber qualitativement, quantitativement et spécifiquement. Et c'est là que la collaboration du médecin et du diététicien est particulièrement utile.

Voici d'ailleurs comment les diététiciens définissent les indications des principales vitamines :

La vitamine A

Parmi les légumes et fruits usuels, la **carotte** est celui qui contient le plus de vitamine A. C'est donc un supplément naturel en vitamine A, mais à consommer cru, par exemple sous forme de carottes râpées fraîches.

La vitamine A, encore appelée rétinol ou carotène, améliore la vision nocturne et diminue la sensibilité à la lumière vive : elle est anti-éblouissante. Il est à noter que l'éclat du blanc de l'œil dépend de la vitamine A.

Cette même vitamine A maintient une bonne sécrétion au niveau des muqueuses de la bouche, du système génital et respiratoire. Ainsi elle joue un rôle en arrêtant la pénétration des microbes infectieux. Elle est aussi nécessaire à la croissance et à la santé des dents, en particulier chez l'enfant.

Enfin la vitamine A a un effet très important au niveau de la peau, car elle retarde le vieillissement des cellules cutanées, tout en évitant le dessèchement de la peau. Elle est donc **anti-rides.** Par ailleurs, le carotène favorise l'obtention d'un bronzage plus rapide et plus profond. On peut ainsi cumuler l'absorption de carottes et les bains de soleil, qui se complètent heureusement, justifiant ainsi le dicton populaire qui veut que *la carotte donne beaux yeux et beau teint*. De plus, la carotte est efficace contre l'acné.

La vitamine B

Ou plutôt les vitamines B, car il y en a environ une quinzaine ! Le meilleur supplément polyvitaminé, particulièrement en vitamines B, est la **levure de bière** qui contient à peu près toutes les vitamines, comme les algues de mer contiennent à peu près tous les oligo-éléments. Puis viennent les **germes** et **sons de céréales.**

La levure de bière est un aliment riche en principes énergétiques : 46 % de protéines, 16 acides aminés, mais peu de sucres et de graisses. Elle est la source la plus riche en vitamines du groupe B ; avec en plus 14 sels minéraux, et des vitamines multiples en particulier D, E et H. Par sa vitamine D, elle assure l'équilibre phosphore-calcium.

Il serait trop long d'énumérer le rôle de chacune des vitamines du groupe B. Notons seulement qu'elles agissent sur la digestion (B_3), la peau (B_3 et B_8), la pousse et la repousse des cheveux et leur couleur, car elles retardent les cheveux blancs (B_3, B_5, B_8), l'équilibre nerveux (B_6), le métabolisme des graisses (B_7), et enfin sur le manque de force ou adynamie (B_{12}, B_{15}), le vieillissement (B_2 et B_6), sans oublier son action antirhumatismale (B_1, B_2, B_6, B_{10}, et surtout B_{12}).

La levure de bière est un complément vitaminé sain et nutritif, et elle a l'avantage de fournir peu de calories (dans les régimes de l'obésité). De plus, elle fortifie et reminéralise.

Depuis très longtemps, on l'emploie contre l'acné, et en général contre toutes les affections de la peau, surtout d'origine digestive, car elle agit par élimination des toxines par les voies naturelles. De plus, elle garde la peau souple et douce, et combat les rides (comme A et C).

Au point de vue digestif, la levure de bière rétablit la flore intestinale perturbée par l'action des antibiotiques et tous les multiples traitements d'entérites, colites et constipation chronique.

Enfin, elle équilibre le système nerveux et favorise le sommeil. On recommande la levure de bière aux surmenés, aux intellectuels fatigués, aux femmes enceintes et aux travailleurs de force. Bref, elle a un rôle à peu près universel, sans aucune contre-indication, car elle est absolument inoffensive.

La vitamine C

Elle est contenue dans la plupart des fruits et légumes frais, en particulier les agrumes (oranges, citrons, pamplemousses, mandarines...), certains fruits (acerola, églantier...) et certains légumes (ail, persil, cresson, etc.).

Le rôle de la vitamine C est avant tout de maintenir en forme ; elle combat la fatigue et les germes infectieux. De plus, elle véhicule l'oxygène et, par-là, en nourrit chaque cellule des tissus de l'organisme : peau, os, muscles, nerfs, etc.

Sa carence entraîne un mauvais état général et une moindre résistance aux infections et aux maladies. Une très grande avitaminose C provoque le scorbut. L'action de la vitamine C est renforcée et rendue plus assimilable et plus active grâce aux vitamines B et à des sels minéraux, dont le fer et le calcium.

La vitamine C contenue dans les aliments est facilement détruite, car soluble dans l'eau. Elle disparaît dans l'eau de cuisson, ou si on laisse tremper trop longtemps les fruits et légumes. Elle est également sensible à l'air et à la chaleur.

Notre organisme ne peut pas emmagasiner la vitamine C. Elle doit donc être remplacée chaque jour.

La vitamine C protège les tissus connectifs (ou substance qui lie les cellules les unes aux autres et compose les cartilages, veines, ligaments). Elle stimule la résistance aux infections, rhumes, grippes, etc., et favorise la guérison des blessures. Par ailleurs, un manque de vitamine C provoque l'usure des dents, le saignement des gencives, et la pyorrhée alvéolo-dentaire (les dents se déchaussent et bougent), particulièrement fréquente chez les fumeurs, avec odeur putride de l'haleine.

La vitamine D

Outre la levure de bière, les foies de poissons en contiennent beaucoup, avec en plus de la vitamine A, avec laquelle il est d'usage de l'associer. Mais une grande partie de la vitamine D est fournie par le soleil (cures hélio-marines).

La vitamine D est indispensable pour fixer le calcium, aider la croissance et éviter ainsi le rachitisme. Elle régularise le métabolisme phospho-calcique et fixe le phosphate de chaux sur le squelette.

L'avitaminose D se voit surtout chez les enfants des grandes villes sans air et sans soleil. Il convient alors de leur prescrire des huiles de foie de morue, de flétan, de thon, des foies de veau, bœuf et porc, des œufs crus (jaune d'œuf), du beurre et du lait cru non bouilli et frais.

On corrige ainsi le rachitisme et les spasmes infantiles (convulsions), la friabilité des os, les dangers de fractures, surtout chez les vieillards et les femmes enceintes, les caries dentaires et les mauvaises implantations des dents.

A noter que l'huile de flétan est plus riche que l'huile de foie de morue en vitamines A et D.

La vitamine E

Elle se trouve dans les germes des céréales, en particulier les Céréales germées des homéopathes. Les germes de blé en sont particulièrement riches, ainsi que la farine complète, laitue, pois, persil, amande fraîche, arachide fraîche et toutes les huiles d'arachide, olive, palme et soja vierges. C'est pourquoi les diététiciens recommandent ces aliments et le pain complet.

La vitamine E est indispensable pour l'évolution normale des glandes génitales. Tout au début de la vie, elle joue un rôle chez la femme enceinte pour maintenir en bonne santé le fœtus et le placenta. Plus tard, elle est indispensable au moment de la puberté. Par la suite elle combat l'impuissance et la stérilité.

La vitamine E a encore d'autres fonctions : elle oxygène les tissus, réduit les graisses véhiculées dans le sang, et diminue ainsi les risques d'encrassement des vaisseaux du cœur (infarctus), et du cerveau (ictus). Souvent même, une déficience en vitamine E est associée aux maladie du cœur.

Ainsi la vitamine E fortifie le cœur et le cerveau, favorise la circulation, tonifie le système nerveux, diminue la fatigue musculaire et agit sur le métabolisme des graisses.

Comme la vitamine C, la vitamine E permet une utilisation plus efficace de l'oxygène (respiration cellulaire), et il en résulte un meilleur rendement musculaire, y compris du cœur. Tout le fonctionnement du système cardio-vasculaire s'en trouve amélioré.

Prise en cure prolongée, la vitamine E combat certains troubles nerveux (tels les syndromes de la ménopause, bouffées de chaleur, vertiges...), et atténue les douleurs des règles et toutes les dystrophies musculaires.

Enfin on utilise aussi la vitamine E en usage externe dans certaines maladies de la peau, pour une cicatrisation plus rapide et esthétique, ou plus simplement pour la beauté et l'éclat de la peau, comme la vitamine A.

La vitamine F

Elle est conseillée comme supplément naturel d'acides gras poly-insaturés. Ils ont la propriété de fixer les éléments nocifs du sang et de les éliminer.

On trouve la vitamine F dans le chardon, d'où on tire l'huile de carthame, et dans toutes les huiles d'arachides, colza, lin, soja, saindoux et lard frais.

Ces huiles contiennent de l'acide linoléique, qui n'élimine pas le cholestérol, mais se combine avec lui, et probablement avec la vitamine D pour fabriquer une substance utile à la formation de la membrane cellulaire et des tissus conjonctifs.

Afin d'utiliser l'acide linoléique correctement, le docteur Siclair estime que le corps doit en outre avoir l'assistance de la vitamine B_6 qui se trouve dans la levure de bière. La présence de la vitamine E (germe de blé) est également nécessaire pour éviter que les acides se trouvant dans le corps ne s'oxydent.

La vitamine F réduit donc le taux du cholestérol dans le sang, tout en rajeunissant les tissus. Elle est recommandée à tous à l'âge mûr, mais plus particulièrement en cas de durcissement des artères et de fatigue cardiaque. De plus, la vitamine F est anti-eczématique et cicatrisante.

L'organisme ne produisant pas la vitamine F, elle doit donc être fournie par la nourriture.

La vitamine F doit donc être prescrite lorsque les vaisseaux deviennent durs et friables, et sont souvent diminués de calibre ou même parfois bouchés par des dépôts de cholestérol, dus aux excès de cholestérol sanguin qu'ils charient : artériosclérose et athérosclérose. Cette maladie des artères peut se localiser sur les artères coronaires du cœur (angine de poitrine, infarctus du myocarde), ou du cerveau (ictus, apoplexie cérébrale...), du rein ou des membres inférieurs (artérite).

Quelques remèdes conseillés par les diététiciens dans les carences vitaminées

Acerola : vitamine C, stimule la résistance aux infections (rhumes, grippes), combat la fatigue, régularise le tonus musculaire, y compris celui du cœur.

Ail : antiseptique naturel et désinfectant (poumons, tube digestif) ; vermifuge ; véritable pénicilline naturelle, il détruit les germes pathogènes ou toxiques et stimule la croissance des bactéries bénéfiques de la flore intestinale. Certains pensent qu'il possède de la vitamine B_{13} ou acide orotique. Il combat l'hypertension et les troubles circulatoires de l'artériosclérose. A utiliser cru par la bouche, et même mettre une gousse d'ail en suppositoire en cas de parasites intestinaux rebelles.

Algues marines : riches en vitamines, mais surtout en oligo-éléments et sels minéraux (les algues marines contiennent à peu près tous les oligo-éléments et sels minéraux, comme la levure de bière contient à peu près toutes les vitamines). Puissant reminéralisant, elles activent le fonctionnement des glandes endocrines, et particulièrement de la thyroïde (avec le chou et l'oignon, l'algue marine est la seule plante à contenir de l'iode), et combattent l'obésité, la cellulite, les rhumatismes, la fatigue et la chloro-anémie des adolescents. De plus elles sont antisénescentes.

Artichaut : stimule le foie et renforce ses fonctions antitoxiques ; dépuratif et laxatif.

Aubépine : sédatif du système nerveux, régulateur du rythme cardiaque, effet calmant, en particulier contre les troubles circulatoires de la ménopause.

Buis : fièvres intermittentes, angiocholites, paludisme, même réfractaire à la quinine ; draine les voies biliaires et intestinales, a des propriétés cholagogues, fébrifuges et sudorifiques (infusion et décoction de feuilles de buis) ; à recommander dans les infections urinaires, génitales, intestinales, maladies à virus (grippe), parasites intestinaux.

En *usage externe*, utiliser la décoction de feuilles de buis en lotions, bains, compresses pour zona, herpès, mycoses, ulcères, etc. On a souvent intérêt à le combiner avec des cataplasmes d'argile.

Carotte : riche en vitamine A (carotène ou rétinol). Anti-infectieux et cicatrisant, améliore la vision nocturne et combat l'éblouissement, protège les muqueuses, retarde le vieillissement de la peau, facilite le bronzage.

Chardon (carthame) : riche en vitamine F ou acides gras poly-insaturés, il réduit le taux du cholestérol tout en rajeunissant les tissus, combat le durcissement des artères et la sclérose des vaisseaux, soulage la fatigue cardiaque.

Chou : en *usage interne* (chou cru ou suc de chou pressurisé), le chou calme les coliques, le ténesme et, ajoute le professeur Léon Binet de l'Institut et ses assistants les professeurs Bour et Tanret, provoque de la diurèse et améliore l'ascite. De plus, il tonifie les bronches (par sa richesse en soufre, arsenic, chaux et iode), et il est apéritif, reminéralisant, anti-anémiant, anti-scorbutique et vermifuge. Par sa chlorophylle il corrige les transpirations malodorantes ; le suc de chou mélangé avec une égale partie de jus de citron corrigerait la surdité, alors que le même suc de chou mélangé avec du miel traite l'aphonie.

En *usage externe* les cataplasmes de chou broyé soignent les éruptions impétigineuses, la séborrhée grasse, certains eczémas, les blessures, les ulcères variqueux, l'arthrite...

Citron : riche en vitamine C, il est anti-anémique, recalcifiant, anti-dyspeptique, hypotenseur, anti-scorbutique, anti-tuberculeux, cicatrisant (ulcères), anti-coagulant, assouplit les artères dures et friables, et les débouche en dissolvant leurs dépôts, raffermit les tissus des veines distendues, dissout aussi les urates, oxalates et phosphates, et combat ainsi la lithiase rénale et les arthrites rhumatismales.

Bactéricide, il peut être employé dans le choléra, la dysenterie, la fièvre typhoïde ; antiparasitaire, il détruit les teignes, gale et poux en usage externe, et les parasites intestinaux en usage interne, comme vermifuge. De plus, une piqûre d'insecte est pratiquement neutralisée si on la frotte avec un citron coupé en tranches ; le citron est aussi antiseptique : quelques gouttes de jus de citron dans une plaie, ça pique, mais ça guérit ! Il guérit aussi les engelures ; on l'emploie pour les soins de beauté des mains et du visage en frottant la peau avec sa pelure.

Mais son indication la plus populaire, c'est d'être défatigant ; c'est pourquoi on distribue des citrons aux mi-temps des matchs sportifs.

Un mot sur le *« système œuf-citron »*, particulièrement utile en cas de grande fatigue, de certaines anémies, de décalcification, et de toutes déminéralisations, notamment celles qui accompagnent le rhumatisme et l'arthrite, de toutes ostéopathies, asthénies, dépression nerveuse et de toutes déficiences : le soir mettre un œuf entier (à coquille blanche de préférence, intacte et bien nettoyée) dans une tasse à café ; remplir avec du jus de citron ; laisser toute la nuit ainsi ; le lendemain matin prélever le liquide un peu pâteux résultant de cette macération, et l'absorber tel quel, à jeun. Demeuré intact, avec seulement sa coquille amincie, l'œuf est utilisé ensuite pour la cuisine.

Pour un jeune enfant, ne donner que la moitié ou le tiers ou le quart ; mais, même pris en quantité excessive, cette préparation ne présente aucun danger.

Plusieurs façons de mener les cures sont possibles. S'il s'agit d'un cas nécessitant une action à effets rapides (lors d'une fracture, notamment), procéder ainsi dix jours consécutifs, en répétant plusieurs mois de suite si cela s'avère nécessaire. En général on prend la préparation un jour sur deux, en alternant avec l'argile buccale, en cure de un, deux ou trois mois, renouvelables selon nécessité, une ou deux fois par an, surtout durant les périodes de privation solaire (Raymond Dextreit : *l'Argile qui guérit*).

Dolomite : riche en magnésium et en calcium ; à prescrire dans les troubles de la prostate, l'artériosclérose, il régularise le système nerveux, augmente la résistance à la fatigue et l'activité cérébrale.

Eleutérocoque : similaire au ginseng, agit contre la fatigue, stimule en général, combat l'impuissance.

Eglantier : contient de la vitamine C, stimule la résistance aux infections (rhumes, grippes), combat la fatigue, régularise le tonus cardiaque et musculaire.

Farine d'os : riche en calcium et en phosphore ; aide à la bonne formation des os et à leur consolidation chez les enfants, les personnes âgées, et les femmes enceintes, et permet d'éviter les caries dentaires.

La gelée royale : de réputation mondiale, ce produit n'a pas encore livré tous ses secrets. Nourriture de la reine des abeilles, elle contient un grand nombre de vitamines, en particulier dans le groupe B. Ses actions bénéfiques ont été prouvées dans bien des cas :

enfants nés avant terme, croissance difficile, vieillesse prématurée, épuisement nerveux et physique, asthme, éruptions, artériosclérose, ulcères digestifs (gastro-duodénal), hypertension, hypercholestérolémie, et beaucoup de troubles cardio-vasculaires.

Genévrier : stimulant diurétique, contre les rhumatismes, l'arthrite, l'œdème et les maux de reins.

Germes de céréales : en particulier le blé germé : riches en vitamines B et E, et en sels minéraux. Indiqués dans les états nerveux pathologiques, les maladies de cœur et l'impuissance. Les germes de blé contiennent en plus des vitamines B et E, les vitamines A, C, D, F...

Le gui du chêne : c'est le *viscum album* des homéopathes, et l'ancienne panacée de la médecine celtique. Le vieux remède que les druides gaulois coupaient avec une faucille d'or, dans ce qui sera par la suite la nuit de Noël, c'est-à-dire la nuit la plus longue de l'année : nos vieux ancêtres savaient déjà que les principes actifs du gui du chêne (= les vitamines), sont très sensibles à la chaleur ; c'est pourquoi la récolte se faisait en hiver.

Le gui du chêne est hypotenseur, dilate les petits vaisseaux sanguins, en particulier ceux du cœur et du cerveau, et il assouplit les artères, en les empêchant de devenir dures et friables. Il calme de plus les palpitations cardiaques, notamment celles de la ménopause et des grands nerveux, et tonifie les contractions du cœur. C'est pourquoi il est recommandé préventivement et curativement chez les sportifs contre l'hypertrophie du cœur et l'insuffisance valvulaire (des coureurs cyclistes surtout).

Levure de bière : contient toutes les vitamines et beaucoup de sels minéraux. Indiquée contre l'acné et la furonculose, purifie le sang, rétablit la flore intestinale, favorise la convalescence, améliore le sommeil, est reconstituante.

Le millepertuis : ou herbe de Saint-Jean ou *hypericum perforatum :* très proche du pissenlit, dont il contient à peu près les mêmes vitamines. Macérées dans de l'huile, ses fleurs donnent une belle huile rouge caractéristique, dont le colorant est l'hypericine. C'est un vieux remède, employé contre les crises nerveuses, les diarrhées et les infections de toutes sortes : digestions difficiles par rétention biliaire. Cette huile, riche en fer et en tanin, et employée dans la salade à la fin des repas, favorise la bonne digestion.

Oignon : riche en vitamines et en sels minéraux, il s'oppose à la formation de précipitations sanguines et de tout ce qui peut en résulter : infarctus, phlébites, thromboses, artériosclérose... Il renforce le cœur, stimule la vasoconstriction artérielle, favorisant ainsi la circulation dans tous les vaisseaux, grands et petits.

De plus, l'oignon est diurétique et combat la constipation par atonie ; il est aussi antiseptique et cicatrisant, combat la grippe, les angines, stomatites, gingivites, pyorrhées et toutes affections alvéolo-dentaires ; certains prétendent même que le jus d'oignons frais peut détruire les bacilles diphtériques et tuberculeux.

Il combat aussi les excès d'urée, cholestérol, uricémie, glycémie, albuminurie, l'ascite, les œdèmes, les rhumatismes ; il est de plus vermifuge.

En cataplasmes il soulage les migraines, les névralgies et les névrites et détruit les cors et les verrues.

Persil : contient les vitamines A, B_1, B_2, C et D, entre autres ; il facilite la digestion et agit comme déodorant naturel ; complète heureusement l'action de l'ail.

Le pissenlit ou *Taraxacum*, bien connu des homéopathes, contient de nombreuses vitamines : A, B_1, B_2, C, M... Les diététiciens le conseillent comme apéritif, dépuratif, diurétique et tonique. Ses fleurs enlèveraient les taches de rousseur ; sa racine contient de l'insuline, d'où son emploi dans le diabète, sans oublier la constipation chronique, la congestion du foie et la lithiase biliaire.

Le pollen : renferme tous les acides aminés indispensables à la vie. Sa teneur en vitamines (A, B, C, D, E, etc.), en sels minéraux (entre autres potassium et magnésium), et en oligo-éléments (en particulier fer et soufre), en font un complément vitaminé remarquable. On l'associe souvent avec l'huile de pépins de courge (vitamines E et F notamment) et avec la lécithine de soja pour combattre l'hypercholestérolémie.

Le radis noir renferme du fer, calcium, magnésium, et des vitamines B et C, entre autres. C'est un apéritif, stimulant et diurétique, conseillé contre les douleurs rhumatismales, goutte, sciatique...

Le sarrasin contient la rutine ou vitamine P, facteur régulateur de la perméabilité capillaire. On l'emploie dans tous les troubles de la circulation capillaire, préventivement et curativement des accidents vasculaires : hémophilie, hémoptysie, toutes hémorragies, car c'est un coagulant.

Soja : la lécithine de soja agit comme émulsifiant du cholestérol ; reconstituant de la cellule nerveuse, elle améliore la mémoire, en particulier celle des personnes âgées, dont elle stimule l'activité intellectuelle. Riche en vitamine F et en phosphore.

Sureau : l'infusion de fleurs de sureau complète admirablement l'argile et le buis, et donne de très bons résultats dans la plupart des infections internes (pulmonaires, y compris tuberculose, et vésicales, en particulier la colibacillose), sans oublier les inflammations oculaires.

En *usage externe,* les cataplasmes de fleurs de sureau sont efficaces dans les affections oculaires et les rhinites.

Se rappeler que le sureau est particulièrement actif contre les « coques » tels que streptocoques, pneumocoques, entérocoques, staphylocoques...

Thym : merveilleux antiseptique naturel, comme l'ail, particulièrement actif dans les rhumes de cerveau, rhinites, rhinopharyngites, rhume des foins, trachéites... L'infusion de thym est encore un bon tonique des voies digestives (estomac, intestin), en chasse les gaz, et empêche les fermentations putrides, surtout si on ajoute une pincée d'anis vert par tasse, ou encore une pincée d'agar-agar préalablement bouillie, ce qui confère à la tisane des vertus émollientes précieuses tant aux bronches qu'aux intestins.

Dans les maux de gorge, angines, amygdalites, et aussi quand l'estomac est faible, distendu, atonique, mâcher du thym ; ses principes se dilueront dans la salive, sans l'inévitable déperdition d'essences précieuses, lors des infusions ou décoctions. En *usage externe,* les cataplasmes de thym, frais si possible, calment les douleurs rhumatismales, torticolis, lumbagos...

*
* *

Les laits diététiques

Naturellement, pour les diététiciens le meilleur lait est celui que l'on emploie frais, pur et entier, sans la moindre ébullition ni pasteurisation.

Pour le bébé le meilleur lait c'est le lait de sa maman, pris directement au sein maternel. Mais hélas, aujourd'hui combien de femmes allaitent leurs enfants ?

Infiniment peu !

Jadis on avait recours aux nourrices, saines et bien conformées. A la rigueur cela pouvait aller, à condition que la nourrice ait assez de lait pour son bébé et pour l'autre.

Mais cette habitude s'est perdue devant la facilité et le bon marché des laits de toutes sortes, concentrés et conservés de mille manières, et bien entendu soi-disant purifiés et... écrémés.

Si bien que le bébé est sitôt né, sitôt sevré.

Ce fait n'a pas échappé aux diététiciens, et ils ont essayé d'y remédier, avec toujours bien entendu le conseil de fond, que, lorsque cela est possible, rien ne donne aux bébés un meilleur départ dans la vie que l'allaitement maternel.

A défaut de cela, ils ont créé plusieurs sortes de laits diététiques :

Le lait du premier âge, jusqu'à 4 mois. Il y en a plusieurs sortes, qui sont à donner après avis autorisé du pédiatre, et aussi selon la tolérance et les besoins de chaque nourrisson. En général, ils contiennent un peu de calcium, des protéines, des sels minéraux, quelques vitamines et oligo-éléments.

Ce lait du 1er âge, ou mieux celui de la maman, devrait être l'alimentation exclusive du poupon jusqu'à 4 mois avec, si l'on veut, quelques gouttes de jus de fruits frais pressés (orange ou raisin, le plus souvent).

Le lait du deuxième âge : à partir de 4 mois. Là aussi il y en a plusieurs sortes, à donner après avis du pédiatre. Mais tout d'abord la transition entre les laits du 1er et du 2e âge doit être très douce et très progressive. On pourra, si tout va bien, compléter l'alimentation du bébé par des farines lactées, des petites purées naturelles (et non de conserves), ou mieux des petits pots diététiques tout préparés, mais toujours, bien entendu, sous la direction du pédiatre.

Il faut aussi se rappeler qu'avant six mois le lait et les céréales et légumes de bébés, et les jus de fruits frais pressés suffisent amplement, à condition de ne plus considérer à ce stade le lait comme un aliment unique et complet.

A partir du 6e mois les vitamines et les oligo-éléments deviennent indispensables. La plupart du temps, ils sont d'ailleurs contenus dans les aliments que le pédiatre conseille à cet âge.

Mais il faut bien savoir que le lait de tous les mammifères, celui de la vache en particulier, est riche en zinc, mais pauvre en fer et en acides gras essentiels.

Maintenant, quel lait diététique conseiller ? Le mieux est de se renseigner au Centre d'information sur les laits diététiques, 140, boulevard Haussmann, Paris VIIIe (Tél. 562-15-43).

Sans vouloir faire la moindre réclame pour l'un ou pour l'autre, on peut quand même signaler que l'un des plus connus est le lait de soja qui contient toutes les qualités du lait de vache, et qui convient à toutes ses utilisations. De plus, il est facile à conserver.

Parfois même il peut le remplacer, surtout en cas d'intolérance. Penser aussi aux biberons de carottes passées au mixer lorsqu'il y a intolérance absolue à tous les laits, en particulier dans les diarrhées vertes ou toxicoses infantiles.

*
* *

Il existe encore bien d'autres produits naturels, conseillés par les diététiciens, et qui regorgent des vitamines dont nous avons besoin. Citer toutes les marques et spécialités existant sur le marché serait impossible, car nous risquerions d'en oublier, d'autant plus que de nouvelles spécialités font sans arrêt leur apparition.

Toutes sont valables, parce que naturelles ; les diététiciens, naturopathes, détaillants des magasins de régime sont des professionnels, et sont là pour conseiller à chaque personne ce qui lui convient, souvent après avis médical si le besoin s'en fait sentir.

Retenons simplement que le but de la diététique est de nous rapprocher de la nature dont la vie moderne nous éloigne, et de nous procurer des produits naturels, poussés naturellement et employés frais.

Il est troublant de constater le nombre d'avitaminoses qu'un médecin urbain peut constater chez ses clients citadins !... et cela en plein XXe siècle. C'est pourquoi on tend de plus en plus à revenir à la cuisine de nos mères et grand-mères, à ces bonnes vieilles soupes familiales, aux hors-d'œuvre végétaux crus, à la viande fraîche (en quantité limitée), aux salades et aux fruits crus (poussés naturellement sans engrais ni insecticide) et où chacun peut trouver la ration de vitamines qui lui est indispensable pour une vie normale.

N'oublions pas que les premiers signes d'avitaminose sont une sorte de lassitude, de manque d'enthousiasme, de pessimisme frisant la dépression, pratiquement inconnue de nos grand-pères...

Observons les évasions du dimanche, qui poussent les citadins hors de leurs cités sans air et sans soleil, avides de s'aérer et d'aller retrouver la nourriture de leurs pères dans des auberges de campagnes, simples et rustiques, et de respirer enfin autre chose que l'air de leurs bureaux, renfermés et surchauffés, ou l'air pollué de leurs rues et de leurs métros, qui empestent les désodorisants ou les gaz de combustion des véhicules, au point de faire souffrir et dépérir les arbres de leurs rues, sans soleil...

Voyons les vacances tant désirées et tant attendues, dont nos pères se passaient aisément, mais devenues absolument indispensables pour aller chaque année refaire une provision d'air, de lumière, de soleil, de calme, en un mot de santé ; et cela au prix fort, car ces vacances obligatoires grèvent fortement les modestes budgets de la plupart des citadins. La vie naturelle se paye cher !

Regardons un citadin à la campagne, pendant ses quelques jours de détente annuelle : son premier soin est de quitter ses habits de ville et de se mettre à l'aise. Au risque de sérieux coups de soleil, il expose sa peau pâle aux rayons solaires, et si possible, il joint à la fois les bains d'air aux bains de lumière, bains de soleil, bains de mer ou de rivière... Il marche pieds nus avec volupté, en retrouvant cette marche naturelle à l'homme, pour redonner à ses pieds leur souplesse primitive, perdue pendant les mois et les années où ils sont emprisonnés dans des chaussures, plus ou moins serrées, qui provoquent de multiples affections : cors, oignons, œils-de-perdrix et toutes sortes de déformations, sans parler des mauvaises odeurs...

Et il est ravi de bricoler et si possible de jardiner, comme le faisaient nos ancêtres paysans, en piquant de saines et bonnes suées. Avec quel plaisir, après ces occupations, on retrouve pour se désaltérer la bonne eau pure naturelle d'un vieux puits familial ou d'une vieille source ou fontaine de campagne ! Cette eau-là a un autre goût et une autre saveur que celle de nos robinets...

Et comme il est fier, le citadin, lorsqu'il peut faire goûter et apprécier les fruits et légumes de son petit jardin, en ajoutant fièrement : *« Et ça pousse sans engrais ! »*

Il faut vraiment qu'il ait besoin de ces quelques heures de grand air pour affronter les retours du dimanche soir, les processions au pas sur les routes et les embouteillages sans fin bien avant les portes des villes...

Cela prouve avant tout combien sont nombreux ceux qui ont besoin de cette aération dominicale. Alors qu'importent tous les inconvénients du retour, on remet « cela » le week-end suivant, car « cela » en vaut la peine.

Est-il aussi besoin de parler du sommeil du citadin ? Les multiples bruits de la ville perturbent son repos, au point qu'il lui est impossible de dormir la fenêtre ouverte. Après une journée qui sent le renfermé, c'est une nuit, elle aussi, en atmosphère confinée. Le sommeil est mauvais. De plus en plus on a recours aux tranquillisants et aux hypnotiques, barbituriques et autres équivalents. Il se crée alors une véritable accoutumance, dont il devient de plus en plus difficile de se passer.

Après une journée à la campagne, le sommeil revient miraculeusement... pour quelques nuits. Mais comme cela est bon, lorsqu'il est possible de passer une nuit par semaine, au calme, à l'air pur et la fenêtre ouverte, bien entendu, malgré la réflexion désobligeante d'Alphonse Daudet qui prétendait ne pas pouvoir y dormir, *à cause de ce cochon de rossignol qui gueule toute la nuit...* (si tant est qu'un rossignol se fasse entendre la nuit...) ; et si encore cela était, c'est si beau de s'endormir et d'être bercé par le chant des oiseaux, leur gazouillis...

Notre grand plaisir, lorsque nous étions enfants, était d'aller dans les fermes, à l'heure de la traite des vaches, et de demander à boire un bol de lait *chaudot,* cela veut dire tout chaud sorti du pis de la vache ; cela nous coûtait 2 sous à cette époque, et c'était vraiment du lait complet, bien crémeux... du bon lait.

Un symptôme consolant est de voir de plus en plus nombreuses aux terrasses des cafés, les consommations de lait glacé, que l'on déguste avec une paille, ou de jus de fruits frais et pressés, qui remplacent avantageusement les boissons alcoolisées.

Un autre signe des temps qui est réconfortant, lui aussi, c'est de voir se multiplier les magasins de diététique, produits naturels, etc. Cela prouve que, instinctivement, chacun sent le besoin de se retremper dans la vie naturelle et de consommer des produits naturels.

Notre bon vieil instinct ancestral, heureusement pas mort, nous fait désirer les aliments et les boissons dont notre organisme a besoin.

Et c'est pourquoi, à la fin de cette étude sur les vitamines, il nous a semblé bon de saluer l'effort fait par les diététiciens, et de citer en terminant leur remarquable tableau résumé des principales vitamines : origine, carence, utilité, provenance et besoins quotidiens.

N.B. : en plus de nombreux documents, pour rédiger ce chapitre « Vitamine et diététique », nous nous sommes inspirés de plusieurs articles parus dans l'intéressante revue *l'Information diététique* que, par le fait, nous sommes heureux de signaler à nos lecteurs.

TABLEAU-RESUME DES PRINCIPALES VITAMINES

VIT.	ORIGINE	CARENCE	UTILITE	PROVENANCE	BESOINS QUOTIDIENS
A ★	Découverte en 1920, à partir d'un pigment très connu, le carotène (Matière colorante jaune ou rouge que l'on trouve dans les végétaux (carottes) et chez les animaux (corps jaune de l'ovaire). NOM SAVANT : Rétinol (Axérophtol).	Arrêt de la croissance, perte de poids, diminution de l'accommodation nocturne, altération des muqueuses de l'œil, de l'œsophage, etc. Son absence entraîne en outre la diminution de la sécrétion des mucus et favorise l'infection.	C'est par excellence la vitamine de croissance et de protection des muqueuses. Adaptation visuelle la nuit. Efficace contre l'hypertension, certaines infections respiratoires, la perte de l'appétit, les troubles cutanés, les signes de dépérissement (sénescence).	Huile de foie de thon, morue, flétan, carottes, abricots, frais et secs, endives, melons, beurre, etc.	100 U.I. par kg de poids. En période de croissance, de grossesse, d'allaitement : 200 U.I. par kg de poids (1).
D ★	Découverte par Mellamby en 1917, à partir de l'ergostérol irradié ou du cholestérol. NOM SAVANT : Vitamine liposoluble D.	Rachitisme et spasme infantile (convulsions), friabilité des os (freine la calcification osseuse), dangers accrus de fractures (surtout lors de la grossesse et chez les vieillards), carie dentaire, mauvaise plantation des dents.	Régularise le métabolisme phospho-calcique, favorise l'absorption du calcium, fixe le phosphate de chaux sur le squelette. Possède une fonction générale sur la croissance. Antirachitique.	Huile de foie de morue, de thon, de flétan, foie de veau, de bœuf, de porc, jaune d'œuf, beurre et lait d'été.	Adultes et enfants : 400 à 800 U.I. Au cours de la grossesse et de l'allaitement : 800 à 1 000 U.I. 1 400 U.I. chez le prématuré.
E ★	Entre 1922 et 1925, Evans, Bishop, Burr et Emerson conçoivent un facteur E soupçonné par Mattill. En 1936, Evans isole les tocophérols de l'huile de germe de blé ; Karrer en effectue la synthèse en 1938. NOM SAVANT : Antistérilitique, DL — alpha — Tocophérol.	Avortements et naissances prématurées, troubles testiculaires, dégénérescence des fibres musculaires, apparition de lésions nerveuses surtout chez l'individu en pleine croissance.	Contre les troubles nerveux et musculaires, contre certaines formes de stérilité de la circulation ; agit contre les rhumatismes musculaires, les caries dentaires. Favorise la cicatrisation des plaies.	Huile de germes de blé, germes de blé, farine complète, laitue, pois, persil.	Nourrissons : 5 mg. Adultes : 10 à 25 mg.

TABLEAU-RESUME DES PRINCIPALES VITAMINES

VIT.	ORIGINE	CARENCE	UTILITE	PROVENANCE	BESOINS QUOTIDIENS
K ★	Découverte en 1936-1937 par deux Danois : Dam et Schöneyder après l'apparition d'une maladie hémorragique chez un poulet soumis à un régime privé totalement de graisse. **NOM SAVANT** : Phylloquinone, antihémorragique. K est l'initiale de Koagulation (Danois).	Troubles de la coagulation sanguine. Fréquentes hémorragies sous-cutanées et intramusculaires.	Agit sur la coagulation du sang, combat les insuffisances hépatiques et le manque de bile nécessaire à une bonne résorption de la vitamine K. Prévient les hémorragies en cas d'intervention chirurgicale.	Légumes verts, tomates, foie de porc, de bœuf, de mouton.	Adultes : 4 mg. L'absorption de cette vitamine doit être contrôlée médicalement.
B_1 ★★	Soupçonnée par Eijkman, Crijns et Funk. Ce dernier l'isola à partir du son de riz en 1911, et lui donna le nom de vitamine. **NOM SAVANT** : Thiamine, antinévritique, antibéribérique.	Névrites (crampes musculaires, paralysies, faiblesses, fatigabilité), troubles de l'activité cardiaque, œdèmes, manque d'appétit, paresse gastro-intestinale, constipation.	Stimule et conditionne l'appétit. Propriété antialgique (contre la douleur). Recommandée dans les cas de furonculose, herpès, douleurs profuses, dans les états de faiblesse générale, dépression, anxiété. Développe la vision nocturne.	Levure de bière, germe de blé, riz entier, persil, viande de porc, foie déshydraté.	Enfants : 0,4 à 1,7 mg. Adultes : 1,1 à 2 mg. Femmes pendant la grossesse : 1,8 à 2 mg. Besoins accrus pour les hépatiques, les diabétiques, les alcooliques.
B_2 ★★	Découverte par Kuhn, Györgyi et Wagner-Jauragg vers les années 1933-35 à partir du pigment jaune isolé du lait. **NOM SAVANT** : Riboflavine ou Lactoflavine.	Arrêt de la croissance chez le nourrisson, inflammation des muqueuses, constipation, diminution de la vision nocturne.	Diminue les signes de dégénérescence, combat les gerçures et les hypersécrétions sébacées.	Levure de boulangerie, levure de bière, céréales, graines de soja, petit lait, foie de bœuf, de mouton, foie déshydraté.	Enfants : 0,9 à 1,8 mg. Adolescents : 1,8 à 2,5 mg. Adultes : 1,5 à 2,6 mg. Femmes durant la grossesse : 2,5 à 3 mg.
PP ★★ ou B_3	Connue depuis 1867. Isolée à partir du son de riz, identifiée en 1937 par Elvehjem, Madden et Strong. C'est une dérivée de la vitamine B. **NOM SAVANT** : Pellagra Preventive Factor, nicotinamide, amide nicotinique.	Hémorragies provenant d'une réduction des pouvoirs capillaires, stomatite ulcéreuse, pellagre (maladie caractérisée par l'inflammation de l'épiderme, de graves troubles digestifs, des vertiges, des désordres mentaux), anémies, lésions nerveuses.	Intervient dans l'utilisation des matières grasses, favorise la respiration cellulaire. Métabolisme de certains pigments.	Levure de bière, de boulangerie, céréales, graines de soja, foie déshydraté, fruits secs, tomates, oignons.	Enfants : 4 à 12 mg. Adolescents : 12 à 17 mg. Adultes : 12 à 20 mg pour des rations alimentaires de 2 500 à 4 500 calories. (Les besoins dépendent de la dépense énergétique).

TABLEAU-RESUME DES PRINCIPALES VITAMINES

VIT.	ORIGINE	CARENCE	UTILITE	PROVENANCE	BESOINS QUOTIDIENS
B_6 ★★	Décelée par Györgyi et isolée par Lepkovsky en 1938. NOM SAVANT : Pyridoxine.	Nervosité. Irritabilité. Insomnie. Faiblesse.	Favorise l'assimilation des sucres et diminue la fatigabilité musculaire. Efficace contre les douleurs musculaires, les migraines. Combat les signes de dégénérescence. Employée contre les risques d'avortement. Utile contre certaines anémies.	Levure de bière, foie de mouton, de veau. Foie déshydraté, écorces de céréales, chou, pois, épinards.	Enfants et adultes : 1,5 à 4 mg.
B_{12} ★★	Isolée presque simultanément des extraits de foie par Rickes et Smith. NOM SAVANT : Cyanobalamine.	Anémie pernicieuse.	Nécessaire à la croissance et à la formation des globules rouges. Bénéfique pour les cellules nerveuses. Diminue les risques de paralysie en cas de poliomyélite.	Foie déshydraté foie des bovidés, foie de poule, contenu du feuillet chez le mouton.	Enfants et adultes : 0,001 à 0,002 mg.
C ★★	Découverte par Begssonoff en France, Zilva en Angleterre et Szent-Györgyi en Hongrie (1928-1932). NOM SAVANT : Acide ascorbique, antiscorbutique, acide hexuronique.	Diminution de la résistance des vaisseaux capillaires, scorbut (saignement des gencives, douleurs osseuses et articulaires, fatigue), moindre résistance aux maladies, cicatrisation trop lente, apparition d'écchymoses.	La plus indispensable des vitamines. Rend de la tonicité aux capillaires, anti-infectieux, régularise le tonus cardiaque, musculaire, intestinal. Combat la fatigue générale, la grippe et certaines allergies. Protège des troubles de la grossesse et de la ménopause, protège contre la carie dentaire et la dégénérescence.	Orange, citron, persil, ail, légumes et fruits frais, acérola, cynorrodon, cresson.	Enfants : 35 à 75 mg. Adolescents : fille, 80 mg ; garçon, 90 à 100 mg. Adultes : 70 à 75 mg. Femmes enceintes : 100 mg. Femmes allaitant : 150 mg.

(*) Vitamine liposoluble, c'est-à-dire soluble dans les graisses.
(**) Vitamine hydrosoluble, c'est-à-dire soluble dans l'eau.

ATTENTION ! L'ABUS DE VITAMINES (HYPERVITAMINOSE) PEUT ETRE AUSSI DANGEREUX QU'UNE CARENCE. IL CONVIENT TOUJOURS DE PRENDRE L'AVIS DU MEDECIN.

(1) Les indications concernant les besoins quotidiens proviennent de l'ouvrage de MM. Gounelle, Marnay et Le Boizer-Astier, édité par A. de Visscher.

RÉSUMÉ DES VITAMINES

Vitamine A

Rétinol ou Axérophol, et **Carotène** ou Provitamine A.
Vision crépusculaire et nocturne, croissance, résistance aux infections, cicatrisation.
Rétinol : *origines* animales (bœuf, foie, œuf, laitages).
Carotène : *origines* végétales (carotte, épinards, abricot, légumes et fruits très colorés).
Adégic, Arovit... En association polyvitaminée : Alvityl, Uvestérol. Collyre et pommade oculaire à la vit. A et A + C + D.
Carence : xérophtalmie, prurit, rougeurs, croissance ralentie, héméralopie.
Hypervitaminose : hyper-kératinisation, céphalée, douleurs osseuses, bombement de la fontanelle chez les bébés.

Vitamine B

Total B : anti-béribéri, régularise les métabolismes des glucides, lipides, protides.
Origines : céréales germées, son, levure de bière. Bécozyme, B Chabre, Princi B, Pentavit, Allard, Roche, Labaz.
Carence : anorexie, arrêt de croissance, polynévrites, asthénie, fatigue cérébrale, hypotrophie des bébés.
Hypervitaminose : choc allergique.

Vitamine B_1

Thiamine ou Aneurine.
Aide à transmettre l'influx nerveux, anti-béribéri, antinévritique, croissance, anorexie.
Origines : céréales germées, levures de bière et de boulanger, porc, abats... Bénerva, Bévitine, B_1 Delagrange, Labaz...
Carence : anorexie, arrêt de croissance, polynévrite, déséquilibre nerveux, dépression, pré-diabète, amyotrophie, abolition des réflexes.
Hypervitaminose : choc allergique thiaminique.

Vitamine B_2

Riboflavine ou Lactoflavine.
Vitamine de la digestion et de l'utilisation nutritive. Contrôle les réactions métaboliques productrices d'énergie. Croissance, muscles.

Origines : levure de bière, viandes, abats, fromages, féculents, poissons... Béflavine.
Carence : arrêt de croissance, amyotrophie, crampes, réflexes diminués ou abolis, dépression, perlèche, chéilite, langue rouge magenta (des vieillards surtout).
Pas d'*hypervitaminose* notable.

Vitamine B_3 ou PP

Niacine, acide Nicotinique, Nicotinamine.
Aide au transport de l'oxygène et à la respiration cellulaire. Antipellagreuse.
Origines : levures de bière et de boulanger (surtout sèches), son, céréales complètes, viande. Nicobion, Solurutine nicotique...
Carence : pellagre (PP = *preventing pellagre),* dermatoses, diarrhée, démence, langue noire.
Pas d'*hypervitaminose,* mais surveiller les fonctions hépatique et pancréatique.

Vitamine B_4

Adénine.
Facteur anti-granulocytaire.
Origines : laitances, levures, ris de veau. Adénine, Pluri-métavit, Hydrosols polyvitaminés.
Carence : chute du nombre des globules blancs (agranulocytose), en particulier des polynucléaires neutrophyles et, plus accessoirement, des globules rouges ; leucopénies, angine ulcéro-nécrotique, névrite...
Pas d'*hypervitaminose.*

Vitamine B_5

Acide pantothénique.
Régénérateur des épithéliums et des phanères, favorise la cicatrisation des plaies avec A et C, fait repousser les cheveux avec B_8.
Origines : céréales germées, foie, gelée royale, levures, mélasse. Bépanthène, Hydrosols polyvitaminés, Bécozyme, B Chabre...
Carence : troubles trophiques des ongles et des cheveux, plaies atones, ulcères qui traînent, bronchite chronique, asthénie, céphalée, nausées, gastralgies, pieds brûlants.
Pas d'*hypervitaminose.*

Vitamine B_6 ou G

Pyridoxine.

Métabolisme des acides aminés, facteur antidermatitique et anti-acrodynique, dissout et empêche la formation des calculs rénaux d'oxalates (les urates sont dissous par B_{13}).

Origines : céréales germées, foie, lait cru et en poudre, levure de bière, son de riz, soja, jaune d'œuf... Bécilan, Hydrosols polyvitaminés, Bécozyme, B Chabre...

Carence : dermatoses, troubles nerveux, polynévrites, douleurs des extrémités.

Vitamine B_7

Pour Pommier : B_7 = I = Inositol.
Pour Leboulanger : B_7 = J = Choline.
Voir à *vitamine I* et *vitamine J.*

Vitamine B_8 ou H_1

Biotine ou Co-enzyme R, Bios 11 b.

Anti-acrodynique (comme B_6), alopécie (comme B_5), dermatoses séborrhéiques (bébés, acné).

Origines : levure de bière, foie, rognons, jaune d'œuf, lait. Biotine Roche.

Vitamine B_9 ou L_1

Acide folique, vitamine Bc, Folacine, Foldine.
Anti-anémique, régénère les hématies.
Origines : épinards, levure de bière, foie, asperges. Foldine.
Carence : anémies, retard mental.

Vitamine B_{10} ou H_2

Acide para-amino-benzoïc.
Anti-sclérodermique.
Origine : levure de bière.
Carence : éruptions.

Vitamine B_{11} ou O ou T

Carnitine.

Anti-dystrophique, rachitisme, anémies hypochromes. **La vitamine de l'appétit.**

Origines : jus de viande, viandes rouges, abats. Bicarnésine, Flatistine.
Carence : anorexie, maigreur, atrophie musculaire, dystrophie.

Vitamine B_{12} ou L_2

Cobalamine.
Anti-anémique et anti-pernicieuse.
Origines : foie, levure de bière, rognons, jaune d'œuf en poudre. Vit. B_{12} Adrian, Aguettant, Labaz, Lavoisier, Delagrange... et dans de nombreuses associations : B_1 + B_6 + B_{12}, B_{12} Fer, B_{12} Sorbitol, B Chabre...
Carence : chez les végétariens stricts : anémies, polynévrites, hypotrophie des bébés et des enfants.

Vitamine B_{13}

Acide orotique ou Uracil.
Anti-uricémique (calculs d'urates, goutte, rhumatismes).
Origines : Oroturic, Ultraflore.

Vitamine B_{14}

Xanthoptérine.
La vitamine anti-tumorale.

Vitamine B_{15}

Acide pangamique.
La vitamine anti-fatigue des sportifs.
N.B. : les vitamines B_4, B_7, B_{10}, B_{11}, B_{13}, B_{14} et B_{15} ne sont pas universellement acceptées ni reconnues comme des vitamines.

Vitamine C

Acide ascorbique.
Antiscorbutique, antitoxique.
Origines : fruits et légumes verts crus. Vit. C, Laroscorbine, Vitascorbol...
Carence : asthénie, œdèmes, pyorrhée, hémorragies.

Vitamine C_2

Esculoside. Très proche de la vit. P (Rutine).
Origines : marron d'Inde, intrait de marron d'Inde. Esculéol...
Carence : varices, capillaires sanguins, veinules, hémorragies.

Vitamine D

Calciférols.
Assimilation du calcium.
Origines : soleil, huile de foie de poissons, laitages. Uvestérol, Auxergyl D_3, Stérogyl.
Hypervitaminose : hypercalcémie avec déshydratation et azothémie.

Vitamine E

Tocophérols.
La vitamine de la fécondité. Anti-oxydant.
Origines : céréales germées, huile de germe de blé, soja, arachide, olive... Ephynal, Tocomine, Difrarel E, Rovignon, Quotivit, Hydrosol, Egermol...
Carence : stérilité, avortements, énurésie, artérite, myocardite, myopie.

Vitamine F

Acides gras non saturés.
Anti-eczématique.
Origines : lard frais, huiles d'arachides. Vitamine F Grémy.
Carence : eczéma du nourrisson et du jeune enfant.

Vitamine G

Pyridoxine. Voir *vitamine* B_6.
Métabolisme des acides aminés.

Vitamine H_1

Biotine. Voir *vitamine* B_8.
Antp-acrodynique.

Vitamine H_2

Acide para-amino-benzoïque. Voir *vitamine* B_{10}.
Anti-scléro-dermique.
Origines : levure de bière.
Carence : arthritisme, éruptions.

Vitamine I

Inositol.
Anti-stéatosique, facteur lipotrope. Médication du 3e âge, surtout surcharges hépatiques.

Origines : dans toutes les réserves végétales (tubercules, graines). Méthionine-inositol-choline, Dilexpal, Kalléonicit, Phytine...
Carence : troubles du métabolisme des graisses (excès et dépôts de cholestérol).

Vitamine J

Choline.
Anti-cirrhotique, facteur lipotrope, prévient la dégénérescence graisseuse. Très proche de la vitamine I.
Carence : toutes les hépatites et les cirrhoses du foie, spasmes des artérioles (Solurutine choline).
Hépacholine, Cystine-choline, Acécholine...

Vitamine K

Ménadione.
Anti-hémorragique, élève le taux de prothrombine. On l'emploie dans toutes les hémorragies médicales ou chirurgicales, à titre préventif (accouchements, opérations) et curatif (blessures, hémorragies répétées surtout du nouveau-né).
Origines : feuilles vertes (chou, épinards, luzerne), châtaigner, noisetier, marron d'Inde, céréales germées, fromages gras... Vitamine K Bailly (Bilkaby), Delagrange, Roche, Cépévit K.
Carence : hémophylie, hypo-thrombinurée, ecchymoses spontanées, hémorragies.

Vitamine L_1

Foldine. Voir *vitamine* B_9.

Vitamine L_2

Cobalamine. Voir *vitamine* B_{12}.

Vitamine M

Stigmostérol.
La vitamine anti-raideur.
Origines : feuilles de bettes, crème de lait, chou frisé, pissenlit.
Carence : raideurs articulaires, hypotonie musculaire, sclérodermie. Indiquée dans cellulites post-phlébitiques, névralgies, spondylose.

Vitamine N

Acide lipoïque.
Anti-pyruvique.

Origines : foie, levures.
Carence : engorgements. Indiquée dans troubles hépato-gastro-intestinaux.

Vitamine O

Carnitine. Voir la *vitamine* B_{11}.
Anti-dystrophique, anorexie.

Vitamine P

Rutine. Très proche de la vit. C_2 (Esculoside) et de la vit. K (Ménadione) car toutes les trois sont anti-hémorragiques.
Fragilité capillaire.
Origines : tabac, sarrazin. Rutine et dérivés, Rutoside, Esbériven, Rutilémone, Citroflavoïdes, Solurutine.
Carence : accidents vasculaires cérébraux et toutes les hémorragies par fragilité capillaire.

Vitamine PP

Acide nicotinique, Nicobion. Voir la *vitamine* B_3.

Vitamine T

Carnitine. Voir la *vitamine* B_{11}.
La vitamine de l'appétit.

Les vitamines des artérioles : I (Inositol) et J (Choline).
Les vitamines des veinules : C_2 (Esculoside), P (Rutine) et PP (Nicyl).
Les globules blancs relèvent de : B_4 (Adénine = polynucléaires) et B_6 (Bécilan = lymphocites).
Les globules rouges relèvent de : B_9 (Foldine) et B_{12} (Cobalamine, Cobanzyme).
La flore microbienne intestinale relève de : B_{13} (Acide orotic, Ultraflore).

La levure de bière contient à peu près toutes les vitamines, ainsi que le hachis parmentier.

Répertoire

Petit lexique (1)

ACIDES AMINES :
Constituants de base des protéines (viandes). Contiennent : carbone, hydrogène, oxygène, azote.

ACIDES GRAS :
Constituants de base des lipides (graisses). Sont composés de : carbone, hydrogène, oxygène. Ils sont « saturés » lorsque chaque atome de carbone est relié à 4 autres atomes (carbone ou hydrogène), ce qui est le maximum possible. Les acides gras saturés constituent le plus souvent les graisses animales.
Ils sont « insaturés » (non saturés) lorsqu'il manque des atomes d'hydrogène.
Ils sont le plus souvent d'origine végétale. En particulier les acides gras « essentiels » que notre organisme ne peut synthétiser sont des acides gras insaturés. Il faut veiller à ce que notre alimentation nous les apporte en quantité suffisante.

BIOCATALYSEUR :
Produit qui, dans un organisme vivant, permet à une réaction chimique de se produire.

CARENCE :
Absence ou insuffisance dans l'organisme d'un élément indispensable à son équilibre ou à sa croissance.

CAROTENOIDES :
Colorants présents dans de nombreux produits végétaux : légumes (carottes, épinards, choux...) et fruits (tomates, oranges, abricots, melons...), ainsi que dans certains produits animaux (œufs, lait, beurre, crustacés...). Le plus répandu est le bêta-carotène, qui est l'un des précurseurs de la vit. A (pro-vitamine A).

ENZYMES :
Protéines élaborées par la cellule vivante, et dont la présence est indispensable à l'activation des réactions chimiques de l'organisme. Plusieurs vitamines du groupe B représentent une partie active de certains enzymes.

GLUCIDES :
Sucre. Ce sont les hydrates de carbone (sucres et féculents). Des 3 éléments constitutifs des aliments (avec lipides et protides), ce sont eux qui fournissent l'énergie la plus rapidement utilisable.

HYDROSOLUBLE :
Soluble dans l'eau.

HYPERLIPIDEMIE :
Trop grande quantité de graisse dans le sang qui peut être souvent accompagnée d'un taux élevé de cholestérol.

LIPIDES :
Graisses. Ils sont fournisseurs d'énergie et constituent les réserves de l'organisme.

LIPOSOLUBLE :
Soluble dans les graisses.

METABOLISME :
Ensemble de transformations chimiques subies dans l'organisme par un produit ou un groupe de produits dans le sens d'une synthèse (anabolisme) ou d'une destruction (catabolisme).

OLIGO-ELEMENT :
Elément qui n'intervient qu'à dose très faible dans le métabolisme des êtres vivants, mais nécessaire à leur croissance et à leur développement (fer, manganèse, zinc, cobalt, cuivre, iode...).

OSTEOMALACIE :
Décalcification des os déclenchée, chez l'adulte généralement, par la carence en vit. D.

PROTEINES (ou protides) :
Viandes. L'un des principaux constituants des êtres vivants dont elles représentent, en particulier, les éléments de structure. Elles sont formées de chaines d'acides aminés, et sont donc caractérisées par la présence d'azote.

PROVITAMINES :
Substances à partir desquelles l'organisme fabrique une vitamine. Par exemple, le carotène est une provitamine A.

SELS MINERAUX :
Composés chimiques dont la présence est indispensable à l'organisme. Les principaux sont des chlorures, phosphates, carbonates... de sodium, calcium, potassium, magnésium (sel de cuisine = chlorure de sodium).

SYNERGIE :
Association de plusieurs facteurs visant à renforcer leur action. L'effet global obtenu est supérieur à l'addition des effets individuels.

TRYPTOPHANE :
Acide aminé « essentiel » qui doit être fourni à l'organisme par l'alimentation.

U.I. :
Unité internationale. Unité définie pour certaines substances et permettant d'en exprimer l'activité. Cette notion est utilisée en particulier pour certaines hormones et certaines vitamines liposolubles.

---

1 : extrait du *Journal des Vitamines*.

Bibliographie et remerciements

La réalisation de cette étude sur les vitamines n'a pu voir le jour que grâce à des aides nombreuses.

Nos remerciements vont en premier lieu au Bureau d'information B.I.A.M., Hôpital de la Salpêtrière, Division Hemey, 47, bd de l'Hôpital, Paris XIIIe, et en particulier à Madame le docteur Goujet qui a bien voulu mettre à notre disposition — et même nous traduire — de nombreuses publications étrangères et françaises, telles que :

— *The Merck Index.*

— *The Extra Pharmacopoeia Martindale.*

— *Dictionnaire pratique de Pharmacologie clinique,* de Y. Touitou et L. Perlemuter.

Un grand merci également au Centre d'Etudes, de Documentation et de Recherches, et à l'Office de vulgarisation pharmaceutique, ainsi qu'au Centre national de pharmacovigilance et aux Editions du C.R.A.O. (CH-1181 Bursins, Suisse).

Entre autres documents, nous nous sommes servis de :

— *Fiches du Caducée sur les vitamines* (Casamitja).

— Documentations médicales de certains laboratoires, telles que : *Le Journal des vitamines, l'Information diététique, Vitamines Roche, La mécobalamine* de Le Mouroux (Nantes), Perreau (Dijon), Conturaud (Limoges), Viani (Nice), vitamines Dausse, Labaz, Specia, Adrian, Delagrange..., *le LA 19* (Commandre et Bianchi), *le LC 80* (Bochot et Audibert), B_1, B_6, B_{12} (Delacroix)...

— *Essai thérapeutique des algies par une association vitaminique B* (Dubroca).

— *Les vitamines hier et aujourd'hui* (Bickel)

et surtout les études sur les vitamines par J. Leboulanger (Roche), de Pommier, de Lecoq (Doin, 1959), de Terroine, Thiers, Vigne, Bour...

— *L'acide pangamique* par De Mondenard.

— *Vitamin Compendium* (Basel).

— *Les carences vitaminiques* (Maloine éditeur).

— *Les archives françaises de pédiatrie.*

— *Revue française de diététique.*

— *The american journal of Clinical nutrition.*

— *Expansion scientifique française.*

— *The story of vitamin D from vitamin to hormone* (The Lancet).

— *Klinische pharmacologie und pharmacotherapie Vitamine* (Korner und Vollm).

— *Les Transcobolamines* (Zittoun)

etc.

Nous avons eu encore bien d'autres sources, en particulier des articles glanés de droite à gauche sur des revues médicales françaises et étrangères, aussitôt découpés et classés, et qu'il nous est impossible de tous citer sans en oublier.

Que tous veuillent bien trouver ici l'expression de notre vive gratitude.

Table des matières

Deuxième partie :
L'UTILISATION THERAPEUTIQUE DES VITAMINES

Annexe : **VITAMINES ET DIETETIQUE**

La composition et l'impression
de cet ouvrage ont été réalisées
par l'Imprimerie CLERC
18200 SAINT-AMAND
pour le compte des ÉDITIONS DANGLES
18, rue Lavoisier - 45800 ST-JEAN-DE-BRAYE
Dépôt légal Éditeur n° 1079 - Imprimeur n° 3017
Achevé d'imprimer en Février 1985

Du même auteur :

l'homéopathie pratique

Ce « guide homéopathique » donne l'explication claire et précise des médicaments homéopathiques, leurs indications, leur mode d'emploi, et la façon dont ils agissent.

Format 15 × 21 ; 360 pages ; relié ; 175ᵉ mille.

Ce livre est avant tout un résumé, fait pour donner rapidement le renseignement recherché sur un médicament déterminé, ou sur ce qu'il faut faire dans tel ou tel cas.
Son but est d'être avant tout pratique, et de ne pas égarer le lecteur dans des détails qui risquent de masquer l'essentiel.
C'est pourquoi nous avons volontairement limité le nombre des médicaments étudiés et leurs indications thérapeutiques. Nous espérons ainsi dégager la ou les indications thérapeutiques majeures de chaque remède, choisi parmi les plus usuels, et faciliter ainsi la tâche du praticien ou du malade, qui désire un renseignement rapide, clair et précis.
Cet ouvrage comporte donc deux parties bien distinctes :

1) **LA MATIERE MEDICALE** : qui est l'étude simplifiée des principales propriétés thérapeutiques des médicaments homœopathiques les plus souvent employés.

2) **LE LEXIQUE THERAPEUTIQUE** : où l'on trouvera les différents médicaments indiqués dans le traitement de chaque affection.

De plus, le lecteur trouvera à la fin de l'ouvrage des conseils judicieux autant que pratiques donnés par des pharmaciens homœopathes.